DES

PARALYSIES CONSÉCUTIVES

AUX

MALADIES AIGUËS

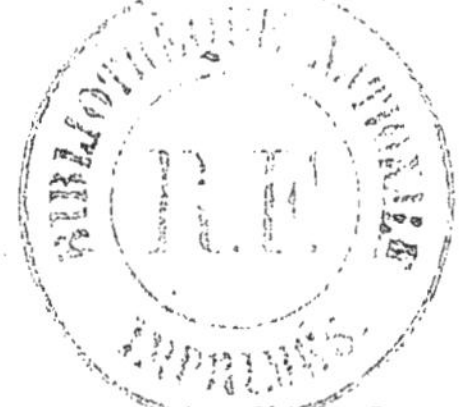

PAR

Stéphane SCHNEIDER,
Docteur en médecine de la Faculté de Paris.

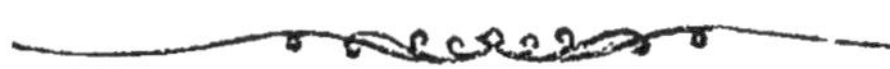

PARIS
A. PARENT, IMPRIMEUR DE LA FACULTÉ DE MÉDECINE
29-31, RUE MONSIEUR-LE-PRINCE, 29-31

1877

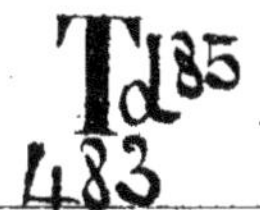

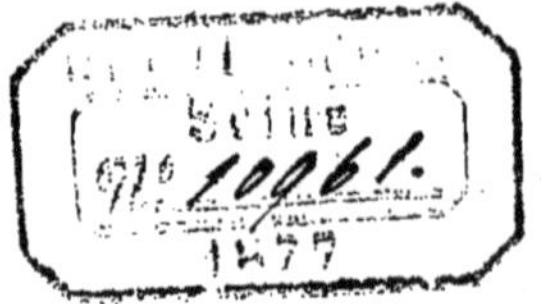

DES

PARALYSIES CONSÉCUTIVES

AUX

MALADIES AIGUËS

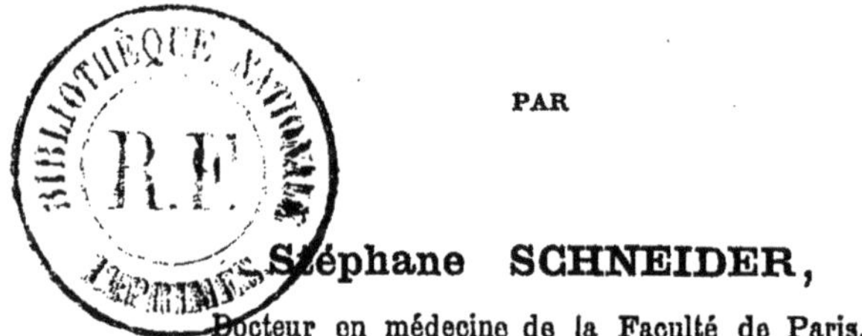

PAR

Stéphane SCHNEIDER,
Docteur en médecine de la Faculté de Paris.

PARIS
A. PARENT, IMPRIMEUR DE LA FACULTÉ DE MÉDECINE
29-31, RUE MONSIEUR-LE-PRINCE, 29-31

1877

A MON PÈRE

A MA MÈRE

A MES PARENTS

A MES AMIS

A MES COLLÈGUES DU VAL-DE-GRACE

A LA MÉMOIRE

DE M. LE PROFESSEUR BÉHIER

A M. LE DOCTEUR DIDIOT
Inspecteur général du service de santé militaire,
Directeur de l'Ecole du Val-de-Grâce.

A MON PRÉSIDENT DE THÈSE

M. LE PROFESSEUR CHARCOT

Hommage respectueux.

DES

PARALYSIES CONSÉCUTIVES

AUX

MALADIES AIGUES

INTRODUCTION.

Je me propose dans ce travail de montrer que les paralysies, provoquées par les maladies aiguës, peuvent affecter toutes les formes, depuis les simples troubles de la motilité ou de la sensibilité, jusqu'aux types particuliers de paralysies récemment décrits. J'ai l'intention d'insister aussi d'une façon spéciale sur les différentes lésions trouvées à l'autopsie.

Tel est mon but. Je n'ai pas, en effet, l'intention de reprendre l'histoire des paralysies consécutives aux maladies aiguës, qui est bien connue depuis longtemps, et qui a donné lieu, il y a une quinzaine d'années, à d'excellents travaux, et à de nombreuses discussions des Sociétés médicales. L'observation des paralysies survenant dans le cours ou la convalescence des diverses maladies aiguës, et de la diphthérie en particulier, date de très-loin.

Ce rapport n'avait pas échappé à la sagacité des premiers médecins arabes qui ont décrit la petite vérole.

Voici ce que disait Avicenne il y a plus de mille ans : « Ad paralysin præterea fit mutatio... ex febribus temporalibus et si fit successione colicæ, et febrium acutarum significant cam colicæ et febris acutæ. » (Avicennæ opera, Venetiis apud juntas, 1562, l. III, fen. 2, c. 2 et 3.)

« Fit paralysis statutis quibusdam febribus quæ quandoque in paralysin membrorum exteriorum permutantur. » Ainsi s'exprime Forestus (l. X, obs. 95), et il en appelle sur ce point au témoignage de Benedictus (de Vérone).

Un grand nombre de pathologistes anciens : Torti, Vogel, Eller, Cullen, ont mentionné l'influence des maladies aiguës sur les paralysies.

Boerrhave, dans ses Aphorismes, a signalé parmi les causes des paralysies les métaptoses : « Cujusque materiæ « morbosæ in acutis. » Gruner formule même à ce sujet un pronostic : « Minus periculum in fine acutarum. » (Semeiotice, Halæ, 1775.)

Zimmerman, dans son Traité sur la dysentérie, ch. II, p. 13, dit : Dans quelques sujets qui avaient été violemment attaqués, il arrivait une paralysie à la bouche, à la langue; dans d'autres, à toute la partie inférieure du corps : dans quelques-uns, elle était universelle au moment même où la maladie paraissait comme ne plus exister.

La très-grande majorité des pathologistes anciens, dit Imbert-Gourbeyre, ont signalé les paralysies comme accidents des fièvres continues graves, et il en cite une longue liste où l'on remarque les noms de F. Hoffmann, Cullen, Klein, Bethke, Sauvages, Malouin. Plus près de nous, de nombreux auteurs s'en sont occupés soit en publiant des observations recueillies par eux, soit à propos des discussions sur la spécificité des paralysies post-diphthéritiques.

Tissot, dans son Traité des nerfs, t. II, première partie, p. 265, parle de troubles nerveux survenant à la suite de toutes les maladies aiguës inflammatoires ou putrides, simples ou malignes.

Frédéric Hoffmann déclare formellement que la para lysie peut survenir après les fièvres aiguës mal résolues et même les intermittentes.

M. Raoul Leroy, dans son travail important sur les paralysies des membres inférieurs, consacre un chapitre à la paraplégie causée par des fièvres graves.

M. le Dr O. Landry, dans son travail sur *les causes et les indications curatives des maladies nerveuses*, consacre un chapitre aux maladies aiguës et chroniques, mais il n'y est question que des fièvres graves continues et des grandes maladies épidémiqnes.

Sauvages, Bosquillon, Graves, ont rapporté des cas de paralysies consécutives à des maladies aiguës; M. Maingault a fait l'histoire des paralysies consécutives à la diphthérie depuis 1749, époque de la publication du travail de Chomel jusqu'à celle de son Mémoire. Il s'occupait, il est vrai, des paralysies diphthéritiques à l'exclusion des autres, mais il donna lieu, en même temps qu'il répondit à de nombreuses discussions scientifiques sur la spécificité de ces accidents, et c'est à cette époque surtout que nous devons le plus grand nombre de travaux et d'observations publiées sur notre sujet. C'est à elle que nous devons la thèse de Garnier, les deux Mémoires de M. G. Sée, le travail de M. Colin, le Mémoire de M. H. Roger; enfin, le Mémoire si important de M. Gubler, partisan de la non-spécificité. L'auteur apporta, comme contre-partie des études de Trousseau et de Maingault, une étude des paralysies dans l'étiologie desquelles la diphthérie ne joue aucun rôle, et qui succèdent aux pyrexies, phlegmasies, fièvres éruptives, etc. Alors vint la fameuse discussion à la Société médicale des hôpitaux, dans laquelle entrèrent tour à tour Trousseau, MM. G. Sée, Maingault, H. Roger, Gubler, Empis et Bouchut. Vers la même époque, 1861, M. Leudet publiait des remarques sur les paralysies essentielles consécutives à la fièvre typhoïde. Enfin depuis, un grand nombre d'observations ont été publiées de paralysies consécutives tant à la diphthérie, qu'aux diverses maladies inflammatoires, telles que la fièvre typhoïde, angine simple, variole, typhus, etc. Parmi les auteurs, citons MM. Colin (1864), Billard (1865), Tavignot (1866), Phelippeaux (1867), Prosper Faucher (1867), MM. Charcot, Vulpian (déc. 1862), M. Lasègue (livre sur les angines, 1868), MM. Bouchut, Peraté, Marquez, Hervieux, Renouard, Alexis Mayer, L. Gros, Dieulafoy, Hayem, Laveran, Jacquot, Jaccoud, Liouville, Depaul.

A l'étranger, citons Hermann Weber, Romberg, Christison, Ch. Bell, Magendie (Londres, 1861); Max Jaffé (1862 et 1868), Buhl (1867), Hennig (1863), Casoary (1867), Becker (1866), Greenhow, Wade, Paterson, Hayden, S. Ringer, N. Bissel, Virchow, Westphal.

Avant de terminer cette longue nomenclature, je suis heureux de citer le très-important et très-intéressant travail d'un de nos camarades de la médecine militaire, M. le Dr Ulysse Bailly; j'ai puisé de nombreux matériaux dans sa thèse sur *les paralysies consécutives à quelques maladies aiguës* (Paris, 1872).

Ce qui me frappa cependant, je dois le dire, dans ces nombreux travaux, c'est qu'on avait un peu négligé de se préoccuper des diverses formes que pouvaient affecter les paralysies, et des lésions dont elles étaient la conséquence.

Je me suis donc proposé de passer en revue, dans mon travail inaugural, un certain nombre de cas connus dans la science, en même temps que j'apportais quelques observations particulières ou pas encore publiées, et d'y rechercher les détails pouvant indiquer la forme et la lésion probables de la paralysie.

Je sais combien ce travail, si restreint que je me propose de le faire, est au-dessus de mes forces. Je prie donc mes juges d'excuser mes faibles résultats obtenus, en prenant en considération les efforts et la bonne volonté que j'ai apportés.

J'adresse mes sincères remercîments à MM. Debove et Laveran, pour les bons conseils qu'ils ont bien voulu me donner. Je prie M. le professeur Charcot, mon président de thèse, d'agréer l'assurance de ma gratitude.

Comme je viens de le dire, on n'avait tout d'abord décrit comme survenant quelquefois à la suite des maladies aiguës qu'une espèce de paralysie d'un type uniforme. M. le professeur Gubler cependant s'éleva contre cette croyance dans ses remarquables travaux sur ce sujet. Et en effet, les paralysies sont diverses et variables suivant le siége du mal, les conditions organiques et les formes de l'affection. On rencontre des paralysies locales sympathiques et réflexes, des paralysies de cause générale et spécialement des paralysies asthéniques diffuses de la convalescence.

Je n'ai pas l'intention de faire ici une classe à part des paralysies post-diphthéritiques, non pas que je veuille à mon tour entrer dans la discussion sur la spécificité de ces paralysies, mais parce que cette distinction ne rentre pas dans mon sujet. Je citerai donc un petit nombre d'observations de paralysies post-diphthéritiques au même titre que les paralysies consécutives aux diverses maladies aiguës. La nature étiologique importe peu en effet à l'explication des phénomènes.

Il est peu de types de maladies aiguës qui n'aient donné lieu à des paralysies consécutives. Je rapporte ici des obsertions de paralysies apparues dans la convalescence de la fièvre typhoïde, du typhus, de la variole, des angines diphthéritiques et inflammatoires simples et même de la dysentérie et du choléra. Pour la dysentérie cette complication paraît assez fréquente. Zimmerman signale les paralysies comme conséquences possibles de la dysentérie (*Traité de la dysentérie*, ch. 2). — Ph. C. Fabricius a fait un travail intitulé *De Paralysi brachii unius et pedis alterius dysentericis familiari.* — Pidoux en parle aussi. M. Paul Duroziez en a observé seize cas dans le service de M. le professeur Bouillaud. Tous se sont bien terminés.

Quant au choléra, il en est une forme qui a été observée et décrite dans laquelle le malade éprouve une excessive faiblesse. Les muscles de la face se paralysent; ceux des membres sont dans une résolution complète, l'intelligence perd toute activité, les évacuations et les vomissements manquent; le ventre est énormément distendu par le liquide sécrété dans les voies digestives, et les muscles de l'abdomen, de l'estomac et de l'intestin sont impuissants à les rejeter au dehors.

Est-il possible de différencier la paralysie de l'asthénie poussée à ses dernières limites? Je n'oserais en répondre. Mais on ne peut conserver de doute sur la réalité des paralysies consécutives : spasmes fibrillaires, contractures des extrémités, délire non fébrile, troubles nerveux de toutes sortes. M. Delasiauve a fait à Bicêtre une série de leçons sur *plusieurs cas d'aliénation mentale et de paralysies observées à la suite du choléra.*

Magendie parle de ces accidents dans ses *Leçons sur le choléra*. Paris, 1832. De même le docteur Contour dans son travail intitulé *Du choléra épidémique*, p. 40. Paris, 1849.

MM. Briquet et Mignot (*Traité du choléra morbus*. Paris, 1850), citent six cas de désordres nerveux survenus après le choléra. La guérison fut constante. Cela coïncide du reste avec les observations de M. Gubler.

Quant aux paralysies diphthéritiques, elles ont une marche remarquable. Elles commencent presque toujours par le voile du palais et ont une grande tendance à se généraliser. Enfin, par des moyens de traitement convenables, surtout é lectricité, on obtient ordinairement la guérison. La paralysie se déclare quelque temps après la guérison de l'angine, et ce n'est pas d'emblée que les symptômes envahissent une grande étendue. La paralysie commence par un point limité et s'étend ensuite graduellement; elle a une marche essentiellement progressive.

C'est donc la marche des symptômes, l'ordre dans lequel ils se présentent qu'on devra étudier avec soin pour diagnostiquer la paralysie diphthéritique. En un mot, la paralysie du voile du palais signale le début des accidents; les troubles de la vue, lorsqu'ils doivent exister, se présentent aussi avant que la paralysie ait envahi les muscles des membres et du tronc; l'affaiblissement musculaire, les fourmillements commencent presque constamment par les extrémités inférieures, enfin, la paralysie diphthéritique est essentiellement progressive.

Jamais elle n'acquiert d'emblée son maximum d'intensité. Le mode de terminaison le plus ordinaire est la guérison.

D'après les diverses autopsies, la paralysie diphthéritique généralisée serait généralement une affection *sine materia*, une paralysie sans altération appréciable du système nerveux. Il semblerait aussi résulter d'autopsies par suite de maladies intercurrentes dans des observations de paralysies consécutives aux maladies aiguës (Gubler, « Obs. de paraplégie suite de variole. » *Arch. de méd.*, 1860, vol. I, p. 538), que les paralysies, comme les convulsions du début des fièvres, sont moins dangereuses que celles qui viennent à la fin des maladies.

M. Gubler distingue les paralysies des fièvres exanthématiques en celles : 1° de la période d'invasion ou de début ; 2° de la période d'éruption ou d'état ; 3° de la période de déclin ou de convalescence.

Les premières auraient la même signification que les convulsions initiales, elles indiquent un trouble profond de l'innervation produit par la cause morbifique ; violentes parfois, elles sont en tous cas de courte durée et n'ont qu'une gravité médiocre.

Les paralysies symptomatiques qui accompagnent les manifestations tégumentaires ou leur succèdent sont plus sérieuses ; il est permis d'en chercher la raison dans une localisation du processus morbide sur les centres nerveux et leurs enveloppes.

Enfin les paralysies secondaires qu'on peut nommer *post-morbilleuses*, *post-scarlatineuses*, *post-varioliques*, sont liées essentiellement à l'asthénie générale et disparaissent avec elle sous l'influence d'un régime capable de ramener les forces et de restaurer l'économie.

Voyons maintenant les diverses formes sous lesquelles peuvent se présenter ces paralysies.

Tout d'abord il convient de parler des paralysies asthéniques diffuses de la convalescence. Il est peut-être audacieux d'appeler paralysie cette faiblesse extrême accompagnée d'atrophie des muscles que l'on rencontre dans la convalescence. A ce titre, il n'est pas de maladie un peu longue qui ne soit suivie de paralysie. Et cependant, il est juste d'y voir le premier degré de la paralysie. En effet ne leur trouverons-nous pas une grande ressemblance avec ces amyotrophies, ces troubles de la sensibilité et de la motilité qui suivent certaines maladies, telles que la fièvre typhoïde, etc. De ces paralysies, les unes disparaissent quelquefois à une époque très éloignée de leur début et sous l'influence d'un traitement approprié, d'autres sont définitives et ne font qu'augmenter de gravité.

Mais celles-ci sont vagues, ont un siége incertain, variable, et n'appartiennent pas à des types particuliers comme celles dont je parlerai en dernier lieu. Il en est un cependant dont les amyotrophies de la convalescence se rapprochent jusqu'à un certain point mais d'une façon irrégulière et incertaine; je veux parler de l'atrophie musculaire progressive. Je reviendrai du reste sur cette considération plus loin à propos de cette forme de paralysie.

On pourrait croire à première vue que ces paralysies, ces faiblesses plutôt, accompagnées d'atrophie, de la convalescence des maladies aiguës graves ne sont que le résultat d'un séjour au lit prolongé, d'une diète souvent absolue et des pertes de toutes sortes subies pendant la maladie. Il est probable que ces diverses causes entrent pour beaucoup dans la production des troubles de la sensibilité ou de la motilité de certaines convalescences, et cependant il est des observations dans lesquelles les malades étaient réduits à un grand état de faiblesse, à une émaciation considérable, mais avaient conservé une épaisse couche de tissu adipeux sous-cutané. Citons à ce sujet les observations 19, 22, 24, etc., de la thèse de M. Bailly.

Il paraît donc juste de penser que, dans ces cas, la diète, le repos, etc., n'avaient pas agi seuls puisqu'ils avaient agi si inégalement sur la graisse et les masses musculaires, mais qu'il y avait eu aussi une cause d'origine nerveuse.

M. Gubler, du reste, semble professer le même avis quand il dit :

« Si l'inertie, la stase des forces, l'adynamisme constituent toute la lésion, on se demande pourquoi elle se fait si longtemps attendre; si ce n'en est que la condition prochaine on se demande quelles sont alors les circonstances déterminantes. »

M. Gubler, dans plusieurs passages de ses ouvrages sur le sujet, s'appuie sur l'influence d'une altération du sang. Brown-Séquard (1862, *Arch. de physiologie*), parlant du Mémoire de M. Gubler sur les paralysies dans leurs rapports avec les maladies aiguës, dit : « L'auteur montre l'influence d'une altération du sang pour produire les paralysies, mais il a trop négligé l'influence réflexe des nerfs lésés dans les parties atteintes de maladies aiguës. »

M. Maingault s'exprime ainsi :

« A la suite du choléra, des fièvres graves, typhus, fièvre typhoïde, etc., on peut observer des paralysies. Il n'est rien là qui doive nous étonner. Des souffrances prolongées, une diète sévère, des pertes abondantes, soit par hémorrhagie, soit par des flux, diarrhée ou vomissements, expliquent suffisamment l'affaiblissement des fonctions locomotrices, et l'on comprend que de pareils désordres soient le résultat de l'ébranlement du système nerveux.

Les avis sont très-partagés, et l'on hésite entre les nombreuses hypothèses également séduisantes.

M. Leudet, rapportant que M. Lebert et M. Hasse ont signalé des paralysies consécutives à la fièvre typhoïde, dit que le professeur de Gœttingue les rattache à une myélite. Graves les attribuait à une altération congestive de la moelle. Tous ces observateurs péchaient par excès de généralisation. J'epère arriver à prouver que les lésions auxquelles sont dues les paralysies consécutives aux affections aiguës sont multiples et bien différentes, les unes n'étant qu'une simple hyperémie de la moelle, les autres étant des plaques de ramollissement ou même une sclérose du tissu conjonctif avec étouffement et atrophie des éléments nerveux.

Mais d'abord, à quelle cause semble-t-il naturel d'attribuer les paralysies ? Est-ce à une lésion centrale, à une altération de la moelle, ou bien à une lésion périphérique? Il est bien difficile de répondre à cette question. Comme on le verra par les observations publiées plus loin, on serait tenté de croire à un trouble purement périphérique dans un grand nombre de cas, et cependant quelques autopsies prouvent qu'il y avait une lésion réelle de la moelle, légère, il est vrai, en général, se traduisant par de l'hyperémie, de l'hydrorachis, etc.

En résumé, comme résultat de mes recherches, il me semble qu'on peut établir que de ces paralysies asthéniques diffuses, les unes sont dues à des lésions manifestes des centres nerveux, d'autres semblent être d'origine périphériques, un grand nombre enfin n'appartiennent manifestement ni à l'une, ni à l'autre des catégories précédentes. Dans les cas de faiblesse extrême, accompagnée d'émaciation à la suite de la fièvre typhoïde, par exemple, l'atrophie est-elle la cause ou un symptôme concomitant de l'akinésie?

Il y a une dizaine d'années environ Jenker attira l'attention du monde médical sur les dégénérescences granuleuses et cireuses des muscles striés dans la fièvre typhoïde. O. Weber et M. G. Hayem ont démontré depuis que la forme granuleuse n'est que le premier degré d'un processus unique, et M. Hayem donna à cette dégénérescence le nom de granulo-vitreuse. Mais cette altération observée dans la fièvre typhoïde ne lui est pas propre : M. Hayem la rencontra 22 fois sur 24 varioles, et presque toujours aussi dans les cas de scarlatine, de rougeole, de tuberculose miliaire aiguë, d'ictère grave, d'érysipèle ambulant avec méningite, de méningite tuberculeuse, de fièvre puerpérale avec abcès métastatiques, de parotide phlegmoneuse qu'il examina.

M. Laveran, sur 21 cas de fièvre typhoïde, constata dix-neuf fois la lésion, sur 10 cas de variole six fois, sur 3 cas de scarlatine 3 fois, sur trois cas de tuberculose miliaire aiguë deux fois. Il nota aussi l'ordre de fréquence suivant : psoas, grand droit abdominal, pyramidal, abducteurs de la cuisse, pectoraux et intercostaux, etc., en dernier lieu diaphragme et cœur. Quand le cœur se montra dégénéré, le larynx et le pharynx le furent aussi. Les muscles du bras et de l'avant-bras parurent toujours striés normalement, et les muscles lisses complètement sains. Deux fois enfin, M. Laveran constata une dégénérescence granulo-vitreuse très-étendue des muscles servant à la respiration, pectoraux, intercostaux, diaphragme, grand droit de l'abdomen. Les deux sujets étaient morts par asphyxie dans le courant d'une fièvre typhoïde.

Quatre fois sur 14 fièvres typhoïdes, M. Laveran trouva le cœur en dégénérescence granuleuse. Zenker l'observa une fois, M. Hayem plusieurs fois. On sait, du reste, qu'on a aussi trouvé dans les fièvres graves la dégénérescence d'autres organes tels que les petits vaisseaux sanguins, les glandes, etc.

Il ne rentre pas dans mon sujet d'en parler, si je les mentionne, ce n'est que pour rapprocher la lésion de celle des muscles. Ainsi Hoffmann, Hayem, Laveran rencontrèrent de l'endartérite des petits vaisseaux du cœur dans la fièvre typhoïde. M. Laveran a signalé la dégénérescence granuleuse des petits vaisseaux dans d'autres organes tels que la peau, les reins, etc.

Il semble donc résulter de ce qui précède qu'il n'y a pas seulement, comme conséquence des maladies aiguës de l'adynamisme, de l'épuisement, mais qu'il y a une véritable lésion anatomique, cause des troubles fonctionnels.

Il est même probable que c'est à une altération persistante

des fibres striées qu'il faut attribuer certaines atrophies de la convalescence des maladies aiguës. Souvent cependant, une fois l'affection terminée, il y a régénération de la fibre contractile, et, par suite, retour des fonctions ; mais que de fois faut-il un traitement énergique et de plusieurs mois pour guérir les paralysies de la convalescence.

Puisqu'il est bien établi dorénavant que les fièvres graves produisent dans le système musculaire, le système vasculaire et le système glandulaire des lésions évidentes, il est naturel de penser qu'il en existe aussi dans le tissu nerveux, central ou périphérique.

Malheureusement dans la plupart des autopsies on a négligé de faire l'examen microscopique. On s'est généralement contenté de rechercher des lésions apparentes à l'œil nu de la moelle, et si, dans un petit nombre de cas où l'on avait employé le microscope, on n'a pas eu de résultats satisfaisants, cela tient probablement à ce que l'examen fut incomplet.

Il doit y avoir aussi un grand nombre de cas de ces paralysies diffuses dans lesquelles l'altération ne devait certainement pas siéger dans les centres nerveux, mais dans le système périphérique. On ne doit plus s'étonner, par suite, de l'irrégularité de certaines de ces paralysies qu souvent ne durent que quelques jours, quelquefois nécessitent, pour guérir, des mois de traitement, ou même se terminent par la mort.

Je crois que c'est ici la place de citer quelques cas de ces paralysies diffuses, et je tâcherai de les ranger par ordre de gravité ou par groupe de lésions similaires.

Obs. I. — Paralysie ascendante aiguë, consécutive à une fièvre typhoïde.— Extension pendant six jours. — Guérison complète. (Ollivier d'Angers).

Desurmont (Eugène), 20 ans. Après soixante jours, la maladie (fièvre typhoïde) déclinant depuis trente, et la guérison semblant complète, subitement engourdissement très-marqué des membres inférieurs qui fléchissent sous le malade. Paraplégie complète avec fourmillements jusqu'à l'épigastre rendant la sensibilité obtuse; douleur rachidienne accrue par les mouvements. Extension simultanée des douleurs à la région cervicale du rachis et des troubles sensitivo-moteurs aux membres supérieurs. Fièvre, insomnie, peau chaude, pouls fréquent et vomissements bilieux. Frictions ammoniacales et vésicatoires. Au troisième jour, eschare au sacrum. Au sixième jour, diminution des accidents généraux et locaux. Disparition des accidents dans l'ordre inverse de leur apparition.

Comme on le voit ici, le début de la paralysie fut soudain, il s'accompagna de fièvre; enfin, en même temps que la paralysie se montrait, il y avait une douleur rachidienne, et toutes deux allant de pair, s'étendaient en remontant. De plus, l'affection ne dura que peu de temps, à peine quelques jours.

Toutes ces circonstances nous permettent, je crois, d'attribuer ces accidents à une simple congestion active de la moelle. Telle fut, du reste, l'opinion d'Ollivier, lequel crut, en outre, à une exhalation séreuse et à la résorption progressive du liquide; telles furent aussi celle de M. Gubler et celle de M. Bailly qui, dans son travail, a cité cette observation.

Obs. II. — Paralysie ascendante aiguë, consécutive à une pneumonie. (Par le Dr A. Gomes de Valle. Escholiaste médico, nos 122 et 138).

M. de Miranda, capitaine d'infanterie, 40 ans. — Pneumonie double en décembre 1859. Entrée en convalescence seulement en mars 1860. En avril, affaiblissement des quatre membres. Crampes et fourmillements dans les extrémités inférieures. La paralysie augmente peu à peu pendant quelque temps encore, puis tout à coup diminue et disparaît enfin complètement dans le courant d'août 1860.

Obs. III. — Fièvre typhoïde simple, longue et pénible ; dans la convalescence, paralysie de courte durée. — Guérison par traitement antiphlogistique.

Elisabeth Carp., 15 ans, non encore réglée.—Constitution très-robuste. Un soir après le repas, douleur à la gorge, sentiment de strangulation et sensation d'un corps étranger comprimant la trachée. Quelque temps après (30 juillet), subitement, en voulant se lever, s'aperçut que le mouvement des extrémités inférieures était aboli. Sentiment de constriction à l'épigastre. Douleurs spinales à la région dorsale. Fourmillements dans les membres pelviens jusqu'à l'ombilic. Vessie et rectum paralysés. Fièvre, saignées, sangsues à la vulve, ventouses scarifiées le long de l'épine. Amélioration graduelle. A partir du 8 août, les forces reparaissent. Le 29, sort guérie.

Cette paraplégie subite et passagère chez une fille sanguine, robuste et non encore réglée, est un exemple incontestable d'hyperémie rachidienne. La congestion, dans ce cas, serait restée limitée à la partie inférieure.

« Elle fut sans doute déterminée, dit Colliny, par un effort que faisait la nature pour l'apparition des règles ; peut-être aussi a-t-elle été provoquée par la fièvre typhoïde qui l'avait précédée. Un phénomène remarquable chez Elis. Carpentier fut la douleur simulant une angine et la strangulation, et sa prompte cessation ; la congestion paraissait alors s'établir vers la partie supérieure de la moelle. Plus tard, elle eut son siége vers la portion lombaire. »

« Dans cette observation, ainsi que dans celle d'Ollivier, dit M. Jaccoud, l'histoire clinique démontre parfaitement l'existence d'une congestion méningo-spinale.

Obs. IV. — Variole discrète. — Dans la convalescence, paralysie gutturale et paralysie des quatre membres.

Garçon de 25 ans. Variole discrète. Vers l'époque de la dessiccation, nasonnement, retour des boissons par le nez, paralysie du voile du palais, lequel flotte comme une masse flasque et inerte.

Il n'y avait pas eu d'angine notable pendant la maladie.

Bientôt douleurs vives et crampoïdes dans les deux triceps cruraux successivement, d'abord dans le gauche, puis, après quelques jours, dans le droit. Bientôt paralysie presque complète, marche tout à fait impossible. Quinze jours après, paralysie des deux membres supérieurs; abattement, tristesse profonde. Retour graduel des fonctions dans l'ordre de leur disparition : voile palatin, membres inférieurs, puis membres supérieurs. Le malade mit deux mois et plus à reprendre l'usage de toutes ces parties. Il sortit très-valide. Le traitement consista en frictions stimulantes, quinquina, café et bains sulfureux.

Ce ne peut être encore ici qu'à une hyperémie que nous ayons affaire, la marche irrégulière de la paralysie, son passage simultané aux diverses parties du corps, le retour des fonctions dans l'ordre de leur disparition, sont autant de preuves pour l'existence de cette lésion. Signalons cependant, en passant, la durée assez longue (deux mois) des accidents.

Obs. V.—Fièvre adynamique. Anasarque, puis paralysie incomplète. Double hydrothorax. Guérison.

Homme de 30 ans. Fièvre typhoïde. Se levait depuis quelques jours quand subitement œdème des membres inférieurs, puis, en trois ou quatre jours, anasarque. Ni douleurs lombaires, ni albuminurie. Fer, quinquina et vin. Au septième ou huitième jour, paraplégie incomplète. Station debout et marche impossibles, mouvements commandés exécutés avec difficulté dans le lit. Sensibilité obtuse. Au dixième jour, double hydrothorax. Guérison après six semaines. (Jaccoud. Paraplégies et ataxie du mouvement.)

M. Jaccoud voit dans cette observation un cas d'œdème rachidien qui eût certainement été apprécié si le malade avait succombé.

Obs. VI. — Paralysie générale. Suite de typhus.

Cette paralysie générale se développe chez un convalescent de typhus qui était atteint, depuis quelques jours, d'anasarque et d'ascite légère. La paralysie persistait encore trois mois après, surtout dans les membres inférieurs. Guérison en quelques semaines sous l'influence de toniques. (Observation de Murchison, citée par Jaccoud. Des paraplégies.)

Nous avons encore ici affaire à un cas de paralysie par hydrorachis.

Obs. VII. — Paralysie consécutive à une pneumonie, par le Dr Macario. (Bulletin général de thérapeutique, 1850, p. 543).

Jean Mulon, de Samerques (Cher), journalier, eut une pneumonie en février 1850. Dans la convalescence en mars ; faiblesse des membres, augmentant en allant de bas en haut. Motilité abolie. Fourmillements. Sensibilité conservée. Etat d'amyosthénie pendant environ un mois, puis amélioration, enfin guérison complète en juin.

Obs. VIII.

Beaufrère, 35 ans, tisserand à Jussy, est atteint d'une pneumonie en mai 1850. Dans le décours de la maladie, survient une paralysie des quatre membres prononcée surtout dans les membres pelviens. La sensibilité y est conservée.

L'amyosthénie continue à faire de rapides progrès et le malade succombe le 24 juin.

Malheureusement pas d'autopsie.

Obs. IX. — Cas de paralysie consécutif à la variole. (The Boston med. and surg. journal, mai 1873, pp. 464 et 515. — Rec. des sc. méd., 1873).

Une femme de 50 ans, de tempérament nerveux, fut prise de paralysie quelques jours après une varioloïde très-légère. L'éruption avait paru le 19 septembre; deux jours après, la malade se levait. Le 23, douleur « rongeante » dans le bras gauche. Le 24, douleur analogue dans le bras droit et les membres inférieurs; dans la soirée, la malade pouvait à peine remuer les pieds et les jambes et remarquait aussi une gêne des mouvements des membres supérieurs. Le 25, elle était incapable de se retourner dans son lit. Il y avait quelques légers mouvements du pied; mais la flexion des jambes et des cuisses était absolument impossible; des deux côtés, l'avant-bras pouvait être fléchi sur le bras; le bras lui-même exécutait quelques mouvements, mais ne pouvait être porté à la tête; il n'y avait point de paralysie de la face, ni de la langue, pas de troubles de la parole ni de l'intelligence; les pupilles étaient normales.

La douleur que la malade rapportait aux os disparut graduellement, à mesure que la paralysie faisait des progrès. Celle-ci était complète le 27 au matin. Puis, sans aucun phénomène nouveau autre qu'un certain degré de raucité de la voix, la malade mourut le lendemain. Pas d'autopsie.

Obs. X. — Variole confluente. Dans la convalescence, paralysie ascendante aiguë. Fièvre et douleurs spinales. Mort au 10e jour par extension de la paralysie aux muscles respiratoires. (Gubler, obs. XXI).

Femme Poyel, 23 ans; vaccinée, bonne santé habituelle; onze jours après l'éruption était en convalescence et s'était levée deux fois, quand, le 18 janvier, en allant à la garderobe, elle ressentit comme une brûlure dans la nuque et s'affaissa sans pouvoir se relever; paralysie subite et complète du mouvement et de la sensibilité des membres abdominaux, des parois abdominales jusqu'aux deux reins et du bras gauche jusqu'à la partie moyenne de l'humérus; élancements dans le bras gauche comparés à des brûlures. La percussion cause tout le long de la colonne vertébrale des douleurs analogues à celles du bras; rétention d'urine très-douloureuse, respiration très-fréquente et très-anxieuse; visage allumé, pouls petit, très-irrégulier, 130; constipation. Sangsues, calomel à doses réfractées, huile de ricin, 1 goutte de croton, 2 cathétérismes par jour. Huit jours après, il y a de l'incontinence fécale; le bras droit auparavant un peu atteint a repris ses fonctions. La peau est toujours sèche, le pouls très-fréquent; la langue recouverte d'un enduit épais, la respiration très-embarrassée. Au dixième jour, la malade succombe à une véritable asphyxie. Trousseau, M. Lasègue, firent l'autopsie; le cerveau, la moelle, les méninges ne montrèrent pas la plus petite trace d'inflammation.

A quoi attribuer la paralysie sinon à une congestion de

la moelle. Et d'abord, la percussion de la colonne vertébrale causait de la douleur. D'un autre côté, le début subit de la paralysie, les changements dans les symptômes, et du côté des membres, et du côté des réservoirs, enfin la mort prompte par extension de la paralysie aux muscles de la respiration, et, par suite, par asphyxie, tout, dans la marche de la maladie fait croire à une congestion. De plus, on n'a rien trouvé à l'autopsie. Quand assurément des plaques de ramollissement n'eussent pas pu échapper à l'attention des observateurs, il peut parfaitement se faire qu'ils aient négligé une simple hyperémie.

Obs. XI. — Paralysie généralisée, consécutive à plusieurs attaques de coliques sèches, par M. Erdinger. (Union méd. 1867, V. 3, p. 204).

Guillaume. En station sur la côte occidentale d'Afrique. Trois atteintes de colique sèche. Pendant la traversée de retour en France, trois nouvelles attaques de colique sèche. A la suite, paralysie rapidement progressive, ayant commencé par les membres supérieurs et s'étant portée ensuite aux membres inférieurs, aux muscles du tronc.

Mort.

Obs. XII. — Paralysie généralisée, consécutive à une attaque de colique sèche, par M. de Lepinois. (Union médicale, v. 3, p. 204).

Un matelot, naviguant depuis vingt mois dans les mers de l'Indo-Chine, est atteint de colique sèche le 2 janvier 1869. Dès les premiers jours de la convalescence, les membres supérieurs se paralysent. La paralysie augmente, malgré le traitement. Atteinte des muscles de la respiration. Mort.

Obs. XIII. — Dysentérie chronique (Mexique). Paralysie progressive. Lésion de la moelle épinière, par le Dr Delioux de Savignac. (Union médicale, 1867, v. 3, p. 200).

Marlet, 26 ans, ouvrier d'artillerie de marine, à la Vera Cruz, dysentérie. En rentrant en France, récidive de dysentérie. Entrée à l'hôpital de Toulon le 25 février 1865. Faiblesse générale extraordinaire. Sensibilité intacte. Peu à peu la faiblessse augmente et dégénère en véritable paralysie le 5 mars. Muscles de la respiration pris à leur tour.

Mort,

Autopsie. — Le bulbe rachidien ne présente rien de particulier, mais des lésions importantes dans la moelle. En effet, le renflement cervical est le siége d'un ramollissement blanc, sans injection sanguine, constituant la matière qui le forme en état de diffluence légère. Au-dessus et au-dessous du renflement cervical, dont les émergences nerveuses ne participent pas au ramollissement, le cordon rachidien offre son aspect et sa consistance ordinaires. Dans le renflement lombaire ou crural, ramollissement bien plus considérable encore; en cet endroit la moelle, après incision de ses enveloppes, se montre en pleine diffluence, blanche, sans mélange de sang. Ce ramollissement se propage, quoiqu'à un moindre degré, un peu au-dessus du renflement lombaire, et beaucoup au-dessous, en intéressant jusqu'aux nerfs terminaux formant le faisceau dit queue de cheval.

Obs. XIV. — Fièvre pétéchiale; dans la convalescence, paralysie ascendante généralisée. Mort. Méningo-myélite suppurée.

Jeune soldat, récemment rétabli d'une fièvre pétéchiale, fut pris d'une douleur dans les vertèbres dorsales avec difficulté du mouvement des extrémités inférieures, rétention d'urine, défécation involontaire, débilité générale et émaciation. Pendant plusieurs mois, divers traitements sont inefficaces. La faiblesse des membres inférieurs devient une véritable paralysie, et bientôt les extrémités supérieures s'affectent de la même manière La paralysie devient générale, et le malade, conservant ses facultés intellectuelles, mourut subitement. A l'autopsie, le canal rachidien est inondé par une grande quantité de liquide sanieux. La moelle elle-même était en suppuration, dissoute et désorganisée à la partie inférieure. Au-dessus de ce point, elle était très-molle.

Les membranes revêtant le prolongement rachidien et le périoste qui tapisse le canal vertébral étaient détruits là où la moelle était altérée à un haut degré. Vertèbres et ligaments sains (Observation empruntée à Brera par Abercrombie. — Robert, thèse de Paris, 1862).

Cette méningo-myélite suppurée se déclara dans la convalescence. L'origine de l'altération paraît, à mon avis, devoir être rapportée à la période aiguë de la maladie. Il existe deux autres faits, l'un dû à Crouzit, l'autre à Ferriar, dans lesquels des lésions analogues de la moelle et du cerveau se manifestent dans le cours même de la maladie.

Chez le malade de Crouzit, les cordons antérieurs de la moelle étaient ramollis et désorganisés dans l'étendue de trois pouces et demi, les cordons postérieurs, légèrement altérés dans l'étendue d'un pouce. Il y avait eu paraplégie complète, hyperesthésie et rétention d'urine. Le cas de Ferriar est celui d'un abcès cérébral dans le décours d'une fièvre typhoïde ou d'un typhus : il y eut hémiplégie.

Obs. XV. — Paralysie ascendante aiguë, consécutive à un embarras gastrique.

M. Bauchet rapporte l'observation d'une dame qui, à la suite d'un embarras gastrique, fut prise subitement de tremblement et de paraplégie. Les viscères étaient paralysés, et l'anesthésie remontait jusqu'au-dessous des bras. Vingt-quatre heures après la paralysie gagna les membres supérieurs, et le quatrième jour la malade succombait entièrement paralysée. Pas d'autopsie.

Obs. XVI. — Paralysie suite de variole, par M. le Dr Bouchut. (Gaz. des hôp., 23 juin 1870)

Céline M..., 8 ans, mars 1870. Fièvre muqueuse et varioloïde. A la suite, faiblesse des membres supérieurs avec engourdissement à droite.

Guérison un mois après.

Obs. XVII. — Paralysie suite de rougeole, par M. le Dr Bouchut. (Gaz. des hôp., 23 juin 1870).

Elia C., 4 ans, avril 1870. Rougeole. Paralysie incomplète des membres inférieurs. Douches de vapeur et bains sulfureux. Amélioration deux mois après.

Obs. XVIII. — Paralysie à la suite de la rougeole, par M. le Dr Larivière (de Cambrai). (Gaz. des hôp., 1889, p. 435).

Enfant d'un an, avril 1869, rougeole. Dix jours après paralysie des membres inférieurs.

Médication tonique.

Le malade n'est plus revu.

Obs. XIX. — Paralysie générale aiguë, consécutive à une fièvre typhoïde,

Enfant de 10 ans, atteint d'une fièvre typhoide grave. Dans la convalescence, paralysie incomplète des jambes.
Médication excitante, tonique.
Guérison dans la sixième semaine.

Obs. XX. — Paralysie consécutive au choléra. (Observation de M. Landry citée par Gubler).

Dr Jousset. (Gaz. des hôp., 1860, p. 45).

Pendant l'épidémie de 1849, dit M. Landry, un homme entra fort gravement atteint dans le service de M. Piedagnel à la Pitié; il guérit, mais pendant la convalescence se manifesta une paralysie qui ne tarda pas à envahir les quatre membres sans aucun symptôme du côté des centres nerveux. La défécation et l'émission des urines restèrent intactes. Les muscles furent frappés d'atrophie. Il fut traité plus tard dans le service de M. Sandras, mais sans aucun succès et dut solliciter son admission à Bicêtre. Dès lors, je l'ai perdu de vue.

Cette paralysie des 4 membres sans troubles du côté des centres nerveux semble devoir être attribuée, je crois, à des troubles périphériques.

Obs. XXI. — Paralysie aiguë ascendante, consécutive à une rougeole.
Dr Landry. (Gaz. des hôp., 3 décembre 1859).

L..., 2 ans et 3 mois. En août 1859, rougeole. A la suite faiblesse dans les membres. Paralysie des muscles du cou.
Médication tonique, excitante.
Guérison à la fin de novembre.

Obs. XXII. — Paralysie consécutive à une fièvre putride.

Femme de 44 ans, paroisse de Beauficel. Fièvre putride.
Dans le cours de la maladie, impossibilité de mouvoir les bras et les jambes. Les accidents se dissipèrent quelques mois après.
Lepecq de la Cloture (collect. d'observ. sur les mal. et constit. épidem. 1re partie, p. 532, 1778).

Obs. XXIII. — Paralysie généralisée, suite de fièvre typhoïde. Mort.

Fièvre typhoïde peu grave, sans accidents cérébraux; vers la troisième semaine de la maladie, convalescence commençante. Symptômes paralytiques du mouvement commençant dans les deux jambes et s'étendant progressivement de bas en haut; paralysie des quatre membres. Asphyxie. Intégrité absolue de l'intelligence jusqu'au moment de la mort qui arrive sept jours après l'apparition des premiers accidents de paralysie. Intégrité du cerveau et de la moelle. Ulcérations des plaques de Peyer en partie cicatrisées.

Obs. XXIV. — Paralysie, suite de fièvre typhoïde. Amaurose. Mort.

Fièvre typhoïde à début latent; accidents de paralysie du sentiment et du mouvement dans les membres supérieurs; amaurose incomplète. Rétention d'urine. Délire ultime. Mort. Intégrité des centres nerveux, ulcérations typhoïdes des plaques de Peyer (Leudet, Gaz. médicale de Paris, 1861, p. 290).

Obs. XXV. — Paralysie généralisée et gangrène de l'oreille, consécutives à la rougeole. Autopsie. (Gaz. des hôp., 1868, p. 5).

Résumé. — Enfant de 3 ans. 23 août 1867, rougeole. 1er septembre, gangrène de l'oreille. En même temps commencement de paralysie. Envahissement progressif des quatre membres des muscles du tronc, enfin du diaphragme.

Mort le 16 octobre.

A l'autopsie on trouve les centres nerveux fortement congestionnés. Mais l'examen microscopique pratiqué par M. Ranvier démontre l'intégrité des éléments nerveux.

Obs. XXVI. — Paralysie ascendante aiguë généralisée, consécutive à une pneumonie.

Grellier (J.-B.), 43 ans, hôpital Beaujon, service de M. Gubler, salle Saint-Louis. nº 22.

Le 16 mars 1859. Pneumonie. Convalescence très-lente. Au mois de mai, paralysie des membres inférieurs. Station debout impossible. Bientôt paralysie du mouvement aussi dans les membres supérieurs. Paralysie des muscles du tronc. Respiration compromise.

Mort le 22 juin.

Aucune lésion appréciable de la moelle ou du cerveau (Gazette hebdomadaire, 28 juillet et 5 août 1859, Dr O. Landry).

Obs. XXVII. — Paralysie ascendante aigue, suite de variole. Autopsie, par M. le Dr J.-U. Chalvet. (Gaz. des hôp., 5 août 1871.)

D. sapeur du génie 27 ans.

Déc. 1860. Variole. Dans la convalescence paralysie des membres inférieurs. Absence totale de contractions volontaires, et de sensibilité.

Dans les membres supérieurs paralysie moins complète. Envahissement progressif des muscles du tronc. Mort par asphyxie le 28 Déc.

Autopsie. Congestion intense des enveloppes du cerveau et de la moelle. Sur une coupe de la moelle coloration jaune orangé de la substance grise. Hypérémie vasculaire à l'examen microscopique dans la région cervicale même coloration jaune de la substance grise des cornes antérieures.

A l'examen de la substance grise des cornes antérieures de la moelle lombaire 1° un beau lacis réticulé de la nevroglie renfermant des noyaux et des cellules, 2° des vaisseaux de toutes dimensions, n'offrant point d'altération dela paroi contenant des hématies empilées ou nageant dans un liquide jaunâtre, 3° un liquide semblable à celui qui est contenu dans les vaisseaux, et dans les mailles du reticulum de la névroglie ; ce liquide ne se mêle ni avec l'eau ni avec la glycérine des préparations, 4° les tubes nerveux ne paraissent pas altérés, 5° les cellules nerveuses ont une coloration jaunâtre ; elles paraissent tuméfiées, plus transparentes qu'à l'état normal. Le protoplasma montre des granulations suspendues dans un liquide jaunâtre analogue à celui qui remplit les vaisseaux sanguins, le noyau est arrondi, vésiculeux, incolore, et plus faiblement coloré que le protoplasma.

Obs. XXVIII. — Variole confluente. Paralysie consécutive du bras droit.

Deitte (Emile), lieutenant au 19e bataillon de chasseurs à pied, 28 ans. Variole confluente datant de quatre mois, délire continu tout le temps que dura la fièvre. A la sortie de cet état grave il s'aperçut que le bras droit était engourdi complètement ; le mouvement de la main et de l'avant-bras est revenu aujourd'hui : le deltoïde seul est encore malade et les mouvements d'élévation des épaules sont impossibles. La paralysie a été limitée au seul membre supérieur droit. La contractilité, la sensibilité du deltoïde et la sensibilité de la peau à ce niveau sont entièrement abolies, le muscle est atrophié. A la cinquième séance d'électricité l'atrophie a diminué légèrement. A la neuvième la sensibilité reparaît.

Observation de congestion partielle de la moelle. Cela semble être indiscutable et ne pas demander d'explications.

Obs. XXIX. — Hémiplégie subite, passagère, consécutive à une fièvre typhoïde grave. Guérison complète (Colin).

Je viens d'observer récemment chez le nommé Lefèvre, maréchal des logis au 2e dragons, une hémiplégie dans la convalescence d'une fièvre typhoïde grave ; l'hémiplégie fut subite, dura quinze jours et céda rapidement au traitement par l'électricité.

Paralysie certainement due à une congestion médullaire. Mais elle présente ce caractère remarquable et peu fréquent de n'exister que d'un seul côté.

Obs. XXX. — Hémiplégie incomplète, consécutive à une fièvre typhoïde. Guérison rapide.

Ornan, 35 ans, chirurgien à Lyon, tempérament sanguin et robuste. En mai 1861, fièvre putride et inflammatoire. « Dans la convalescence, il fut saisi tout à coup d'une hémiplégie incomplète du côté droit. Son bras et sa jambe furent d'abord engourdis, son œil éraillé par la contraction des deux paupières et la bouche resta dans un état convulsif. » Bains tièdes ; en peu de jours ces symptômes disparurent.

Comme la précédente, cette paralysie n'occupa qu'un côté du corps et comme elle, elle est due à un état congestif de la moelle. Toutes deux se déclarèrent subitement, mais n'eurent qu'une durée très-courte.

Nous allons citer d'autres cas dans lesquels les accidents, aussi à forme hémiplégique, demeurèrent plus longtemps. Après un long traitement les uns guérirent, d'autres ne furent qu'améliorés. Quelques-uns enfin subsistèrent.

Obs. XXXI. — Hémiplégie gauche incomplète, consécutive au typhus d'Orient. Amélioration au bout de deux ans. (Hôp. mil. de Bourbonne-les-Bains, 1858).

Parisot (Chr.) 19e de ligne. 28 ans, forte constitution. Hémiplégie gauche suite de typhus, paralysie incomplète du mouvement : sensibilité émoussée, un peu d'amaigrissement du bras gauche. Invasion il y a deux ans. Traitement antérieur : strychnine, électricité. Le malade se plaint seulement de faiblesse et d'incertitude dans les mouvements. Il est en voie de guérison et est sorti très-amélioré.

Obs. XXXII. — Hémiplégie consécutive à une scarlatine, par le Dr Henry Kennedy. (Dublin Quarterly journal of medicine, février 1850).

Petite fille de 6 ans. Scarlatine intense, convalescence très-longue pendant laquelle survint l'abolition du mouvement des membres supérieur et inférieur droits. Léger embarras de la parole. Quelques symptômes choréiques.

Bains tièdes et frictions. Médicaments altérants. Trois mois après disparition de la paralysie.

Obs. XXXIII. — Hémiplégie alterne du mouvement. Hémiplégie gauche de la sensibilité, consécutive à une fièvre typhoïde. Amélioration considérable. (Thèse de M. Bailly).

Comte 9e cuirassiers, 26 ans, malade depuis 6 mois, entre à l'hôpital de Bourbonne en juillet 1856. Au mois de janvier, fièvre typhoïde d'un mois environ. Symptômes cérébraux marqués, délire, convulsions, etc. En sortant de l'hôpital, faiblesse dans le côté gauche du corps qui augmenta et le força à entrer à l'hôpital avec hémiplégie complète de la sensibilité et du mouvement. Rien d'instantané dans le début. A l'entrée symptômes d'hémiplégie de la sensibilité et du mouvement. Dans tout le côté gauche, face, tronc et membres.

Traitement par l'hydrothérapie et l'électricité. Amélioration.

L'observateur s'appuie beaucoup dans cette observation sur le fait que le début des accidents n'a pas été brusque. Il pense et c'est aussi notre avis qu'il est impossible d'attribuer la paralysie à une hémorrhagie. Il semble beaucoup plus rationnel de penser à un processus inflammatoire lent qui n'aboutit pas à la destruction complète des éléments nerveux. Il faut aussi remarquer la durée assez longue des accidents.

Obs. XXXIV. — Hémiplégie incomplète, consécutive à une fièvre typhoïde, à forme encéphalique. (Hôp. mil. de Bourbonne-les-Bains).

Hesse (Michel), 43e de ligne, 24 ans, malade depuis dix-sept mois. A la suite d'une fièvre typhoïde à forme encéphalique contractée à Toulon, en septembre 1854, il présenta une hémiplégie incomplète. Il était bien portant auparavant. Parole difficile, mais intelligible, miction difficile, membres d'aspect normal, il ne sort qu'avec une amélioration légère dans les mouvements du bras. — Traitement 35 bains, et 10 douches, 40 verres d'eau.

Cette observation que j'ai aussi empruntée au travail de M. Bailly, nous montre encore une hémiplégie de longue durée et avec troubles persistants consécutive à une fièvre typhoïde. Là, dix-sept mois se sont écoulés depuis le début de sa maladie. Même après un traitement sérieux au bout de ce temps il ne sort que légèrement amélioré, il nous est peut-être permis de penser qu'il y a plus ici qu'une simple congestion. Peut-être ce qui n'était qu'hyperémie au début est-il devenu à la longue dégénération.

Obs. XXXV. — Hémiplégie droite, consécutive à une fièvre typhoïde.

Vilhem, 1er régiment d'infanterie de marine, 23 ans, hémiplégie droite datant de un an, survenue sans cause appréciable dans la convalescence d'une fièvre typhoïde (Hôp. mil. de Bourbonne-les-Bains, année 1868, 2e saison).

Cette observation, encore plus que la précédente, est incomplète sous tous les rapports. Cependant on peut en tirer des faits intéressants. D'abord les accidents ont persisté puisqu'ils datent de un an et que c'est le deuxième traitement que subit le malade. Ensuite ils sont consécutifs à une fièvre typhoïde. C'est à notre avis un cas tout à fait analogue au précédent et auquel on doit attribuer les mêmes causes.

Obs. XXXVI. — Hémiplégie droite avec complication de fréquents accès épileptiformes; consécutive au typhus d'Orient. Amblyopie. (Hôpital de Bourbonne-les-Bains, 1857).

Laurent Henry, 94e de ligne, 23 ans, hémiplégie droite avec complication de fréquents accès épileptiformes, affection qui a succédé au typhus d'Orient.

A l'entrée, hémiplégie à droite, paralysie presque complète du mouvement et du sentiment du bras droit. Légère déviation de la face à gauche, vision diminuée, dilatation des pupilles. Le membre inférieur est à peu près sain, amaigrissement et pâleur générale. Intelligence telle qu'on ne peut avoir de lui aucun renseignement, parole difficile, bon appétit, accès courts sans écume à la bouche, insensibilité générale, convulsions toniques, pas de cyanose, pas de difficulté de la respiration, ni de flexion du pouce, se renouvellent plusieurs fois par jour. Les eaux font augmenter les accès d'intensité et de fréquence. On renvoie le malade.

On ne peut pas évidemment placer cette paralysie dans le groupe des paralysies essentielles. Elle a succédé à une affection aiguë : les accès épileptiformes sont sans doute dus à des poussées congestives analogues à celles qu'on observe dans les cas des tumeurs cérébrales. Tel est du moins l'avis de l'observateur M. Bailly. Nous accepterions volontiers son explication.

Obs. XXXVII. — Hémiplégie gauche, consécutive au typhus d'Orient. Après un an, pas d'amélioration. (Hôpital militaire de Bourbonne-les-Bains, 1857).

Karpe, Jean, 1er régiment d'artillerie, 25 ans, sanguin et robuste. Faiblesse et engourdissement des extrémités supérieure et inférieure gauches, restes d'une hémiplégie déterminée par le typhus d'Orient, invasion en août 1876; il y a neuf mois. Long traitement au Val-de-Grâce. A l'entrée, hémiplégie gauche, demi-flexion permanente de la main; mouvements obscurs de l'épaule. Le membre pelvien a des mouvements plus étendus; peau de la main presque insensible; sensibilité moins obtuse de la main à l'épaule ; anesthésie du membre inférieur moins prononcée ; rien du côté de l'intelligence : contractilité électrique normale.

A la sortie, nulle amélioration. 37 bains, 34 douches, 50 verres d'eau.

Voici deux cas d'hémiplégie consécutive au typhus d'Orient, avec symptômes persistants. Ils doivent être rapprochés de ceux que nous avons déjà cités plus haut. Nous en citerons enfin encore un.

Un enfant de troupe, scrofuleux, Shaner, présenta des accidents hémiplégiques consécutifs à une fièvre typhoïde.

Le fait est signalé sans plus de détails dans les statistiques de l'année 1858.

Obs. XXXIX. — Hémianesthésie, consécutive à une fièvre typhoïde contractée dans l'enfance.

Porte (Juste), infirmier militaire, né à .... département des Deux-Sèvres. Entré au corps il y a six mois. Entré à l'hôpital le 30 mai 1876, Val-de-Grâce, salle 31, lit n° 2, service de M. le professeur agrégé Laveran.

Antécédents. Le malade a eu la fièvre typhoïde à l'âge de 3 ans. Cette fièvre a duré vingt-deux jours, pendant lesquels il aurait perdu connaissance. A partir de cette époque, il a eu un tremblement général, accusé surtout du côté gauche, où la force musculaire a toujours été beaucoup moindre que du côté droit.

Comme conséquences, le malade dit avoir toujours été faible du côté gauche et avoir eu beaucoup de peine à apprendre à écrire. Le tremblement, peu accusé quand le malade est au repos, a persisté depuis l'âge de 3 ans : il n'a cependant pas été considéré comme devant entraîner la réforme devant le conseil de révision. Versé dans la 22e section d'infirmiers, il a été obligé d'entrer à l'hôpital parce qu'il ne pouvait pas bien faire son service vu son état, le tremblement s'augmentant surtout au moment où il devait faire quelque chose.

D'après les renseignements fournis par son sergent, cet homme serait en outre légèrement alcoolique, mais il n'a été puni qu'une fois pour ivresse, et en outre le malade prétend au contraire être très-sobre. Du reste, des assertions de l'autorité municipale de sa commune il résulte que ce tremblement existe réellement depuis l'enfance du malade.

Etat actuel. Au lit le malade ne tremble presque pas, mais quand on lui fait exécuter des mouvements, le tremblement est assez visible, et il s'accroît par la fatigue.

Membres inférieurs. Quand on fait marcher le malade, on voit qu'il traîne un peu la jambe gauche: il a beaucoup de peine à se tenir sur cette jambe seule, et il déclare qu'elle a toujours été plus raide que la droite.

La force du membre supérieur gauche paraît conservée cependant; il soulève assez bien des poids assez considérables. Mais le membre droit est manifestement plus puissant.

La sensibilité paraît intacte à droite, mais gauche elle est considérablement diminuée: le malade sent à peine une forte piqûre d'épingle et la sensation de deux piqûres exige un écartement considérable.

La plante du pied seule paraît un peu sensible; il retire vivement son membre quand on le pique dans cette région.

Corps. Sur l'abdomen et sur la poitrine la sensibilité est également presque abolie du côté gauche et elle ne reparaît que sur la ligne médiane quand on explore de gauche à droite.

Membres supérieurs. Ici le tremblement est plus accusé; il persiste très-léger même au repos. La force est diminuée à gauche et la sensibilité presque abolie; on peut enfoncer une épingle sans que le malade se plaigne, et il semble que la sensation très-obtuse qu'il accuse soit une sensation de contact plutôt qu'une sensation de douleur.

Face. Pas de tremblement au repos, mais la lèvre et la langue tremblent quand le malade veut parler. La langue tremble également quand on dit au malade de la tirer hors de la bouche. La sensibilité paraît conservée à la face des deux côtés.

Organes des sens. Vue. Le malade prétend qu'il voit mieux du côté droit que du gauche; il est gêné pour lire le soir et sa vue est bientôt fatiguée: l'examen par l'ophthalmoscope ne révèle rien de particulier sinon que les vaisseaux du côté gauche sont plus dilatés et plus rouges.

Ouïe. L'ouïe est plus fine du côté droit, mais il entend aussi du côté gauche une montre placée à 0,50.

Odorat. L'exploration avec deux solutions de menthe ne révèle rien de particulier. Il sent aussi bien du côté gauche que du côté droit, et il distingue parfaitement des deux côtés la solution qui est plus chargée que celle qui l'est moins; il apprécie donc les différences.

Goût. L'insensibilité de la langue est absolue du côté gauche. Le malade ne perçoit de ce côté ni la saveur du sucre ni celle du sel. Une prise de quinine ne lui fait rien éprouver. Du côté droit, au contraire, la sensibilité paraît intacte et il distingue fort bien ces diverses substances.

Obs. XL. — Paraplégie consécutive à une fièvre typhoïde, à forme cérébro-spinale. Anesthésie partielle. Guérison. (Observation du professeur Hirtz.)

Mme S..., 38 ans, quelques antécédents de somnambulisme. En 1837, fièvre typhoïde, délire; spasmes musculaires. Ataxie cérébrale et spinale.

A la convalescence impossibilité pour le malade de se tenir debout. Tremblement involontaire des jambes qui bientôt se réduit à quelques contractions fibrillaires. Anesthésie partielle avec abolition des mouvements réflexes, sans comprendre ni la vessie, ni le rectum.

Après deux mois persistance du même état, malgré l'emploi successif des bains tièdes simples et alcalins, malgré l'électricité et le massage renforcés par l'emploi intérieur de la noix vomique et de la strychnine.

Envoi de la malade à Bourbonne-les-Bains. Douches, bains, électricité. Après un séjour de six semaines, progrès réels quoique peu accentués. Au bout de six nouvelles semaines la malade recouvre la totalité de ses mouvements.

Obs. XLI. — Paraplégie consécutive à la dysentérie. (Moutard-Martin.)

Homme de 43 ans, entre le 7 janvier 1849 à l'Hôtel-Dieu, salle St-Agnès, service de M. Chomel. Dysentérie ayant duré six semaines environ. A la suite, douleurs aiguës, fourmillement, faiblesse extrême dans les jambes Analgésie; anaphrodisie; demi-paralysie des sphincters de l'anus et de la vessie.

Rien dans les membres supérieurs.

En mars. Amélioration de la sensibilité ; en avril retour de la motilité.

Le malade sort le 27 mai presque guéri.

Les symptômes d'excitation notés chez ce malade semblent exclure l'idée d'une paralysie asthénique et indiquer, au contraire, une affection spinale *congestive* ou *inflammatoire*, tout au moins une irritation de la moelle rachidienne.

Obs. XLII. — Paraplégie, consécutive à une dysentérie aiguë, par le Dr Delioux de Savignac. (Union médicale, 1867, v. III, p. 203).

Ouvrier de l'arsenal maritime de Toulon atteint d'une dysentérie aiguë. A la dernière phase, paralysie des membres inférieurs très-nettement accusée. Mort au soixantième jour.

Autopsie. Moelle au niveau du renflement lombaire, non pas, à vrai dire, un ramollissement, mais néanmoins plus de mollesse que dans le reste du cordon rachidien. Forte injection sanguine de ce renflement lombaire.

Obs. XLIII. — Paraplégie complète, consécutive à une fièvre typhoïde. Guérison.

J'ai vu sur une jeune fille de 18 ans un bel exemple de paraplégie complète, qui a succédé à une fièvre typhoïde et a fini par disparaître complètement après avoir duré plus de dix-huit mois (Rilliet, Gaz. med. de Paris, 1851, p. 705).

M. Bailly dit dans sa thèse, qu'il a relevé dans les registres de l'hôpital de Bourbonne 8 autres cas de paraplégie consécutive à la fièvre typhoïde; 4 malades guérirent après douze ou quinze mois par l'usage combiné des eaux et de l'électricité. Les 4 autres cas n'étaient que signalés.

Ces troubles qui ne guérissent que si longtemps après leur invasion, on ne peut pas les attribuer à une simple inflammation; il est, je crois, permis de croire que les désordres vasculaires qui accompagnèrent et peut-être même produisirent ces accidents, altérèrent d'une façon quelque peu durable la substance nerveuse; la régression des progrès morbides de la névroglie ne semble pas plus difficile à comprendre du reste, que dans d'autres régressions incontestées.

Peut-être pouvons-nous avancer que si l'on n'avait pas appliqué un traitement sérieux et approprié, à la longue, les éléments nerveux eux-mêmes eussent été atteints, et l'affection eut été définitive. N'est-ce pas par un processus analogue que se produisent ces paralysies à forme chronique consécutives aux maladies aiguës, paralysies qui se rapprochent tant des formes typiques décrites séparément, avec lesquelles elles sont si souvent confondues.

Obs. XLIV. — Paraplégie consécutive à la variole. (Observation de Westphal.)

Un jeune homme âgé de 22 ans, bien portant jusque-là, fut pris, le 5 novembre 1871, de douleurs de tête, de perte d'appétit et de frissons. Quelques jours après se montra une éruption discrète de variole, et l'affection fut si légère qu'elle ne nécessita pas d'abord le séjour au lit. Le troisième jour il ressentit, en montant un escalier, une certaine pesanteur dans les jambes, et il fut alors forcé de se coucher : on dut, ce jour-là, sonder le malade pour le faire uriner. Le lendemain matin, le patient se réveilla avec une paralysie complète des deux extrémités inférieures. Il entra alors (le 12 novembre) à l'hôpital des Varioleux, d'où il fut transféré, le 2 décembre, dans la clinique des maladies nerveuses de la Charité. Westphal constata une paralysie complète de la motilité des extrémités inférieures. Il y avait cependant encore quelques légers mouvements des orteils. Les mouvements réflexes étaient abolis ; la sensibilité était intacte ; il y avait paralysie de la vessie et une eschare s'était formée dans la région du sacrum. L'irritabilité faradique des muscles était conservée. Sous l'influence du traitement, il y eut une amélioration progressive, de telle sorte que le 27 décembre le malade pouvait exécuter quelques mouvements des articulations des pieds et des genoux, et, le 19 janvier, il pouvait se tenir debout et faire quelques pas avec le secours d'une canne. Mais une pérityphite survint qui fit succomber le patient le 8 avril 1872.

Obs. XLV. — Paraplégie consécutive à la variole. Autopsie. (Observation de MM. Westphal et Levinstein.)

Un homme de 32 ans, après quelques prodromes, fut atteint de variole le 24 janvier. L'éruption était médiocrement abondante, non confluente. Le 4 février, il y eut incontinence d'urine ; le lendemain, le malade se réveilla avec une paralysie complète du mouvement de la jambe gauche, où il éprouvait un sentiment d'engourdissement ; le surlendemain, la jambe droite était aussi paralysée, et il y avait en même temps incontinence des matières fécales avec sensation particulière comme si l'abdomen était frappé de mort. Le 10 février, le patient fut soumis aux soins du Dr Levinstein qui trouva une paralysie de la vessie et une paralysie absolue des deux jambes, tandis que la sensibilité dans tous ses modes n'était que fortement diminuée; les muscles réagissaient bien sous l'influence des courants d'induction. La mort arriva le 3 mars, par suite de cystite et d'eschare au sacrum. A l'*autopsie*, on ne trouva dans le canal rachidien aucune lésion de la dure-mère, ni de la pie-mère; la substance grise de la moelle était congestionnée, et sur quelques coupes de la région lombaire on voyait à droite et à gauche des teintes nuancées et variées, pendant que la moitié droite avait un aspect franchement gris, la moitié gauche était d'une couleur sombre, brun rougeâtre. Un peu plus haut, sur certaines coupes, les deux moitiés de la moelle offraient cette dernière coloration; plus haut encore, dans la région cervicale, l'aspect normal reparaissait. Aucune modification apparente de la substance blanche ni des racines nerveuses. La pie-mère cérébrale était quelque peu œdémateuse, légèrement trouble. Rien de particulier dans le cerveau. Dans un des nerfs sciatiques, on trouva une très-légère infiltration sanguine entre les faisceaux.

Après traitement de la moelle par une solution de bichromate de potasse, on pouvait encore reconnaître les parties malades par les modifications de couleur. La distribution de ces parties était tout à fait irrégulière; tantôt les parties grises et blanches étaient atteintes dans un point, tantôt l'une ou l'autre de ces parties était seule altérée. Des foyers de ramollissement de la grosseur d'une forte tête d'épingle se voyaient dans la substance grise de la région thoracique supérieure dans l'étendue d'environ un centimètre. Dans tous les points offrant une modification de couleur, soit dans la substance blanche, soit dans la substance grise, on trouvait une accumulation colossale de granulations graisseuses. Les cellules ganglionnaires de la substance grise étaient intactes, autant qu'on a pu s'en assurer. Quant au nerf sciatique, on ne reconnut non plus aucune lésion certaine.

Dans l'autre cas observé par M. Westphal, l'autopsie donna les mêmes résultats; seulement, les lésions de la substance blanche l'emportaient sur celles de la substance grise. Les nerfs sciatiques étaient normaux.

Obs. XLVI. — Paralysie et tétanos cholériques.

Walter Smith a relaté un cas de paralysie consécutive au choléra. C'était un homme de 29 ans qui fut atteint de choléra le 25 novembre 1866. La période de collapsus fut longue et très-marquée; il survint un hoquet violent et persistant qu'aucun remède ne put améliorer; il y avait aussi de la difficulté à avaler, avec des spasmes, des suffocations; enfin, après trois semaines de séjour, ce malade quittait l'hôpital le 17 décembre, en assez bon état, quoique trop-faible pour aller à la campagne. Mais il ne tarda pas à sentir des fourmillements dans les lèvres, la bouche, la langue surtout en buvant, et, dès la seconde semaine de janvier 1867, la faiblesse des membres inférieurs augmenta; il ne pouvait marcher droit et paraissait ivre. Un bâton lui devint indispensable, et il revint à Dublin le 20 janvier; il pouvait encore tenir debout, quoique la sensibilité des jambes fût très-diminuée : croisées, il ne sentait pas le poids de l'une sur l'autre. Un bain de pieds chaud produisait des chatouillements douloureux. Les mêmes effets se produisirent aux membres supérieurs, à commencer par les doigts, jusqu'à ce qu'il fût incapable de saisir les objets. Les doigts se contractèrent, puis se fléchirent, et il ne pouvait les redresser qu'avec le secours de la vue pour toucher un objet quelconque; enfin il ne put bientôt exécuter aucun mouvement dans son lit, bien que les muscles involontaires ne fussent pas paralysés.

En même temps, il était impossible d'introduire la plus petite particule solide ou fluide dans l'estomac. En arrivant à la fin de l'œsophage, tout était arrêté comme par un obstacle infranchissable et rendu, rejeté peu après l'ingestion, avec des hoquets et des spasmes. Cet état se prolongea pendant dix semaines sans que l'emploi du seigle ergoté avec belladone, de la noix vomique y changeât rien. On traita le malade par l'électrisation, et il put quitter l'hôpital le 27 mars à peu près guéri. (*Medical Press and Circular*, février.)

Le Dr Stephenson Smith, inspecteur de l'hôpital des cholériques d'Edimbourg, relate le fait analogue suivant :

Obs. XLVII.

Une infirmière de l'hôpital des cholériques fut saisie du choléra le 13 octobre 1866 et fut dans un état très-grave durant trois jours. Le 16, elle était considérée comme convalescente, malgré une extrême faiblesse; mais une fièvre secondaire survint; la langue était sèche, brune, le pouls plein et rebondissant, soif vive, violent mal de tête, etc. Cet état persista du 17 au 21, puis la rémission s'établit, et, le 24, la malade était assez bien pour se promener dans la salle. L'amélioration continua jusqu'au 31; cette femme fut soudainement saisie de violents spasmes tétaniques des mains et des avant-bras. La mâchoire inférieure se prit pareillement, puis les doigts se contractèrent fléchis dans la paume de la main et celle-ci fléchie à angle droit sur l'avant-bras, sans que l'extension en fût possible. La face était congestionnée, le regard anxieux, et la malade se plaignait de crampes dans les pieds et dans les coudes. La malade fut traitée par la teinture de *Cannabis indica*, et, le 6 novembre, elle quitta l'hôpital en pleine santé. (*Idem*, avril.)

A mon avis, dans ces deux cas, les symptômes étaient trop complexes, les troubles fonctionnels trop nombreux et trop divers pour qu'on puisse les attribuer à une lésion purement périphérique ; il devait bien plutôt y avoir une lésion de la moelle, légère il est vrai, puisqu'elle a cédé à un traitement. Peut-être était-ce de l'hydrorachis, peut-être une simple congestion. Nous n'avons pas eu d'autopsie pour nous éclairer, et nous en sommes réduit à des conjectures.

Malgré le caractère extraordinaire d'intermittence du cas suivant, je n'hésite pas à le relater à cause de sa singularité même et des phénomènes étranges qu'il présente. C'est un cas de *paralysie spinale intermittente*, revenant par accès et affectant la forme tierce.

Peut-être nous est-il permis de penser à une congestion momentanée de la moelle pendant la durée des accès de fièvre intermittente. Ce n'est toutefois qu'une simple hypothèse que je hasarde sans vouloir ni juger l'observation ni la discuter.

Obs. XLVIII. — Cas de paralysie spinale intermittente, par H. Hartwig. (Diss. inaug. Halle, 1874. — Centralbl. f. chirurg., 1874, n° 25. — Rec. des sc. méd., 1875.)

Un homme de 23 ans, ayant été atteint il y a cinq ans de fièvres intermittentes, est frappé depuis le mois de novembre 1873 d'une paralysie spinale intermittente, à forme tierce. Tous les trois jours il est pris de paralysie débutant par les pieds, remontant lentement jusqu'au bras et au cou.

Les mouvements réflexes et l'excitabilité faradique des muscles disparaissent. Les facultés intellectuelies, la parole, la déglutition, le pouls, la respiration, les excrétions ne sont pas troublés. Au bout de vingt-quatre heures il y a un stade de sueur, durant une demi-heure, et pendant lequel tous les accidents disparaissent en suivant une marche descendante. Pendant deux jours, il y a une santé complète, sauf de la fatigue et une diminution de l'excitabilité électrique des muscles du membre. Les diverses sensibilités, à la chaleur, à la pression, au chatouillement ne sont jamais affectées. Ni pendant le stade de paralysie, ni pendant la période intermédiaire, on ne constate de gonflement de la rate, d'élévation de la température, de composition anormale de l'urine. Les divers traitements employés : quinine, arsenic, seigle ergoté, strychnine, n'ont donné que des améliorations passagères.

Il est une forme de paralysie qui se rencontre très-fréquemment à la suite des maladies aiguës. C'est l'*atrophie musculaire*. Je puis même dire qu'on la rencontre à un degré plus ou moins élevé dans toutes les maladies aiguës de quelque durée. Enfin on la rencontre à tous les degrés, depuis le simple amaigrissement jusqu'à la forme d'Aran et Duchene, l'atrophie musculaire progressive.

Il est très-probable qu'il y a un certain nombre de cas d'atrophie musculaire, reconnus par les auteurs, où l'affection serait imputable à une maladie aiguë récente.

C'est là aussi l'avis de M. le professeur Gubler, et il en parle dans son mémoire sur la Paralysie amyotrophique consécutive aux maladies aiguës, lu à la Société de biologie en 1861.

Et cependant personne n'a signalé cette relation étiologique. En dehors de certaines prédispositions individuelles héréditaires ou acquises, mais en tous cas révélées seulement par l'aptitude à contracter la maladie, Aran ne reconnaît comme cause d'atrophie musculaire progressive que l'abus des contractions. Néanmoins, cet observateur remarquable parle à la fin de son mémoire, mais pour l'éloigner des faits qui lui servent de base, d'un cas d'atrophie circonscrite dans lequel on note comme antécédent très-rapproché une attaque de choléra qui peut être accusée d'avoir produit la lésion musculaire.

Dans un article publié dans l'*Union médicale* (1865, v. XXVIII, p. 93), le Dr Boutin admet cinq causes possibles de l'atrophie musculaire.

1° Atrophie par altération du système nerveux.

2° Atrophie par diminution de l'afflux du sang normal.

3° Atrophie par diminution des matériaux assimilables du sang.

4° Atrophie par causes physiologiques.

5° Atrophie par causes morales, climatériques.

Dans un fait rapporté par le professeur Buhl (Zeitschift für Biologie, III, p. 356), les nerfs rachidiens à l'union des racines antérieures et postérieures étaient épaissis et présentaient des hémorrhagies. L'examen microscopique montrait une prolifération nucléaire dans la gaîne des nerfs, entre les faisceaux de fibres et entre les cellules ganglionnaires des racines postérieures.

Plus récemment M. Oertel(Deutsches Archiv., VIII, p. 248), dans un cas de paralysie diphthéritique chez un homme de 28 ans, constata, outre une atrophie musculaire généralisée avec dégénération graisseuse, des hémorrhagies étendue dans les enveloppes médullaires, les unes récentes, les autres plus anciennes.

La substance grise de la moëlle présentait à l'examen microscopique une prolifération nucléaire considérable, surtout dans les cornes antérieures qui étaient parsemées de petits foyers hémorrhagiques. Les noyaux eux-mêmes étaient pour la plupart atteints de dégénération graisseuse. En outre on voyait des corps granuleux sans membrane d'enveloppe dans les cordons antérieurs et postérieurs. Les capillaires de la moelle étaient atteints de dégénération graisseuse; dans l'adventice des petites veines, il y avait une multiplication nucléaire. Le canal central offrait un exsudat recouvrant l'épithélium cylindrique et remplissant la lumière du canal dans presque toute sa longueur. Selon le même auteur, les hémorrhagies capillaires sont fréquentes dans l'infection diphthéritique; il les a encore observées dans le cerveau, soit dans la substance grise (couches optiques, corps striés), soit dans la substance blanche, dans les nerfs périphériques, dans les racines antérieures et postérieures. Une compression des tubes nerveux en était le résultat.

Voilà pour la diphthérie. Des hémorrhagies des centres nerveux peuvent également, comme on sait, survenir dans le cours de la fièvre typhoïde. Buhl et Griesinger mentionnent les hémorrhagies méningées.

M. C.-E.-E. Hoffmann (obs. XLIX) signale une hémorrhagie dans la substance nerveuse (Recherches sur l'anatomie pathologique de la fièvre typhoïde).

Obs. XLIX. — Atrophie musculaire partielle, consécutive à une fièvre typhoïde.

Chouannide, 21 ans, soldat au 4e régiment du génie.

Malade depuis dix-huit mois.

Le 6 mai 1875, alors qu'il était en étape (de Montpellier à Grenoble), il se sentit faible.

Il avait fréquemment des sueurs froides. Il arrive le 15 mai à Grenoble. La nuit même de son arrivée, il eut une fièvre vive.

Le 18 mai on le porta à l'hôpital, il avait perdu connaissance; il était en proie à un délire agité. Il n'a recouvré la connaissance et la conscience de lui-même et de ce qui l'entourait que le 28 mai. Il ne se souvient de rien de ce qui s'est passé pendant les vingt jours. Il a été soigné par M. le Dr Rouisse, médecin principal, qui a diagnostiqué : *fièvre typhoïde ataxique*. Il resta quarante jours à l'hôpital. Au mois de juillet 1875 on constata que la jambe gauche était plus maigre que la droite. Il se plaignait aussi de faiblesse dans le bras droit.

Il entre au Val-de-Grâce le 18.

On le traita immédiatement par les douches de vapeur et l'électricité. Son bras, il ne le sent plus affaibli. Pas d'atrophie des interosseux, des éminences thénar et hypothénar.

Atrophie notable de la jambe gauche.

Pedieux disparu (transformation fibreuse sans doute). La sensibilité est conservée. On suppose qu'il y a des myélites (cornes antérieures de la moelle) fort circonscrites amenant la disparition, l'atrophie de tel ou tel muscle ou groupe musculaire. Ces atrophies et disparitions musculaires partielles peuvent être assimilées à différents autres accidents qu'on observe dans la fièvre typhoïde tels que les anesthésies partielles, les parotides, etc.

Le malade traité d'abord par les courants continus a une légère eschare au pôle positif.

Traité ensuite par les courants interrompus, il éprouve de l'amélioration.

Son trapèze droit est atrophié comme sa jambe gauche. Ce trapèze droit sous l'influence des courants interrompus se contracte maintenant, il y a de l'amélioration aussi à la jambe. Tous les muscles excepté le pédieux gauche, se contractent de mieux en mieux et prennent du volume.

Au moment de l'entrée du malade, la circonférence du mollet gauche était de 28 cent., aujourd'hui (6 décembre) elle est de 30 cent. 1/2.

Le mollet droit est à 32 cent. 1/2.

Les dimensions sont prises un peu au-dessus du mollet à l'union du tiers supérieur avec les 2/3 inférieurs de la jambe, à 12 centimètres au-dessous du milieu de la rotule.

Cuisse. A 20 centimètres au-dessus de la rotule.

Côté gauche 43 centimètres.

Côté droit 45 —

Dans les bras il n'y a pas de différence appréciable.

Trapèze. Le trapèze droit qui est malade est cependant dans un état plus satisfaisant qu'autrefois. Au début, l'électricité par courants interrompus ne déterminait rien; maintenant l'électrisation de la *partie inférieure* du muscle le fait se contracter en entier et soulever l'épaule tandis que à l'électrisation de la partie supérieure du muscle, rien ne bouge, résultat contraire à ce que l'on rencontre ordinairement dans l'atrophie musculaire progressive.

Obs. L. — Paralysie amyotrophique, consécutive à un érysipèle de la face et du cuir chevelu, une fièvre pernicieuse et une variole confluente, survenus coup sur coup. (Pirotte, médecin militaire à l'hôpital d'Anvers.)

J. S..., 24 ans, tempérament lymphatique, complexion très-robuste et n'ayant jamais été malade, entre à l'hôpital le 1er mars 1864, atteint d'un érysipèle de la face et du cuir chevelu, avec délire opiniâtre et accès fébriles très-intenses. On le traita par les purgatifs, les ventouses scarifiées et un vésicatoire à la nuque et le sulfate de quinine à doses assez fortes.

Dans la convalescence tous les cheveux du patient tombèrent.

A peine guéri de cette affection, il fut pris d'un accès de fièvre pernicieuse, qui de nouveau réclama, dit l'auteur, le même traitement énergique que précédemment.

Quelque temps après, ce malheureux contracta une variole qui fut extrêmement confluente.

Consécutivement, la peau se couvrit d'une masse de petits abcès et furoncles.

Bientôt cet homme commença à ressentir dans les membres inférieurs une lassitude qui augmenta de jour en jour; il flageolait comme une personne prise d'ivresse, et devait pour se soutenir s'appuyer contre tous les objets. La sensation de la résistance du sol devint nulle; il lui semblait, disait-il, marcher sur des corps doux comme un matelas.

L'anesthésie locomotrice et sensitive, dit l'auteur, fit des progrès rapides, et au bout de peu de temps, ses jambes refusant de le porter, il fut obligé de garder le lit. Deux jours après, le moindre mouvement était littéralement impossible, et la sensibilité s'anéantit tellement que l'on pouvait pincer la jambe sans que le malade en éprouvât la moindre douleur.

Presque en même temps que la paralysie devenait plus générale et plus intense, les membres maigrissaient, s'atrophiaient, et à la fin ils étaient tellement fondus, qu'ils étaient en quelque sorte réduits à l'état de fuseau, et que les os présentaient partout leurs aspérités.

Cependant les fonctions de la vie végétative continuaient à s'exercer normalement, le corps et la figure ne perdaient rien de leur volume, l'intelligence ne dénotait aucun trouble, et l'on ne remarquait rien du côté de la vue, de l'ouïe, ni de la parole.

On essaya d'abord des ventouses sèches le long du rachis, des frictions sur la même partie, ainsi que sur les membres, avec un liniment composé de baume opodeldoch, de thérébentine et d'ammoniaque, ces deux substances à doses très-élevées, à un régime analeptique: de l'huile de foie de morue, du vin, des pilules d'iodure de fer, des décoctions de quinquina, et des poudres de sulfate de fer, rien n'y fit. Malgré l'emploi de ces moyens, durant plusieurs jours, la paralysie et l'atrophie musculaire n'en continuaient pas moins leurs progrès.

Vers la fin de mai, on institua un traitement électrique (appareil de Gaiffe, courants 1 et 4).

Au commencement, les contractions étaient très-faibles, même avec le maximum d'intensité du courant. Mais bientôt les différents groupes de muscles répondirent aux sollicitations électriques et le malade ne cessait de répéter qu'il en ressentait un grand bien. Les séances étaient renouvelées deux fois par jour, le matin et le soir, et duraient de dix minutes à un quart d'heure. Au bout de peu de temps, le malade accusa un léger chatouillement à la plante des pieds et dans la paume des mains. Les contractions devinrent de plus en plus fortes, la sensibilité revint peu à peu, et trois semaines après environ le malade exécuta quelque mouvements.

Pendant toute la journée, en dehors des séances, on plaçait le patient dans un fauteuil, et, lorsque le temps le permettait, on le transportait au soleil. Comme l'électrisation pratiquée l'après-midi produisait des contractions bien moins énergiques que celles du matin, ce qui pouvait tenir à la fatigue des fibres musculaires, on cessa les séances du soir.

Au bout d'un mois, le patient pouvait lever les jambes et se servir très-bien de ses mains; il put bientôt faire quelques tours dans la salle, lorsque deux aides le soutenaient sous les aisselles; mais on dut lui apprendre à marcher comme à un enfant. Un peu plus tard, il marcha seul, en se cramponnant aux lits, et, le 10 juillet, il se crut assez fort pour dédaigner ce soutien. On cessa alors l'électrisation. Les membres reprenaient insensiblement leur force et leur volume (Archives médicales belges, octobre 1864. — Gazette hebdomadaire, 1854, p. 851).

Obs. LI. — (Observation de M. Vulpian.)

Un jeune homme de 27 ans, jouissant d'une bonne santé habituelle, n'ayant jamais eu de rhumatisme articulaire, ne s'exposant jamais d'une façon prolongée au froid ou à l'humidité; n'ayant pas de proches parents affectés de maladies du système nerveux, est atteint, le 15 février 1870, de variole non confluente. Il entre à l'hôpital et sort guéri le 18 mars. Dans les quinze premiers jours de cette maladie, il avait ressenti des douleurs assez violentes dans les épaules. Ces douleurs, d'abord continues, étaient devenues rémittentes, puis elles avaient disparu. Pendant les derniers temps de son séjour à l'hôpital, il ne souffrait plus; mais il éprouvait une grande faiblesse dans les muscles qui meuvent les épaules. Il ne suivit aucun traitement régulier et l'état de ses bras le mettant dans l'impossibilité de travailler, il entra à l'hôpital de la Pitié, salle Saint-Raphaël, n° 37, le 20 avril 1870.

Au moment de son entrée, on constate que les deux bras ne peuvent plus exécuter de mouvements d'abduction. Le deltoïde, de chaque côté, surtout du côté droit, est, à première vue, atrophié, aminci, flasque, et il se laisse refouler sous l'acromion. Les mouvements de flexion du bras en avant sur l'épaule sont impossibles, surtout du côté gauche. A droite, il peut encore se faire un léger mouvement de ce genre ; mais le muscle deltoïde n'y concourt pas ; c'est le faisceau claviculaire du grand pectoral qui paraît agir seul.

La sensibilité tactile est abolie dans la région deltoïdienne. Les excitations électriques de la peau de cette région sont cependant senties, mais beaucoup moins que dans l'état normal. La contractilité faradique est tout à fait abolie dans les muscles deltoïdes, dans les muscles sus et sous-épineux de chaque côté. Elle est très-diminuée, presque nulle dans le muscle grand pectoral du côté gauche, et dans presque tout le grand pectoral du côté droit; cependant les faisceaux supérieurs de ce dernier muscle ont conservé une contractilité assez prononcée. L'excitabilité farado-musculaire du grand dorsal de chaque côté, surtout dans sa partie supérieure est très-affaiblie. Il n'y a aucune douleur spontanée, ni superficielle, ni profonde dans la région des épaules. Les courants d'induction, même très-énergiques, ne révèlent aucune trace de sensibilité dans les muscles atteints de paralysie. Le système musculaire est intact partout ailleurs. Toutes les fonctions organiques se font bien. Le traitement prescrit au malade consiste en bains sulfureux et en séances quotidiennes de faradisation des muscles paralysés. Chaque séance est de quelques minutes seulement, et le courant employé n'est pas très-intense.

Le 16 mai, on constate une amélioration sensible. Les muscles grands pectoraux et grands dorsaux se contractent maintenant légèrement sous l'influence de l'excitation faradique ; les faisceaux antérieurs et postérieurs des deltoïdes se contractent aussi un peu; seul, le faisceau moyen, ne se contracte pas encore, au moins du côté droit. L'amélioration est plus marquée du côté gauche que du côté droit. Le faisceau moyen du deltoïde gauche paraît se contracter très-légèrement. Les deltoïdes sont certainement moins flasques qu'au début du traitement, et quand on les électrise, il y a un léger mouvement d'élévation du bras. De plus, le passage du courant électrique dans ces muscles est senti par le malade; enfin la sensibilité tactile a reparu en grande partie dans la région deltoïdienne.

Le 11 juin, le malade quitte l'hôpital. L'amélioration a fait de nouveaux progrès. Lorsqu'on faradise le muscle deltoide du côté gauche, il y a un mouvement très-manifeste d'abduction du bras; on obtient un résultat analogue, mais plus faible, en faradisant le muscle deltoïde du côté droit. Le malade peut lui-même écarter son bras du thorax et le maintenir écarté presque à angle droit. La contractilité est toutefois bien loin d'avoir recouvré sa force normale. Le malade se propose de continuer chez lui le traitement par l'électricité. Il a été revu, par un élève du service, au bout de quelques semaines, et l'état des muscles de l'épaule était, paraît-il, plus satisfaisant encore qu'au moment où le malade est sorti de l'hôpital.

Chez le malade sujet de cette observation il y a eu, sans doute, dans les premiers jours du développement de la variole, une atteinte d'irritation inflammatoire de la moelle épinière dans la région qui correspond à l'endroit d'origine des nerfs destinés aux masses musculaires et à la peau des épaules. La lésion médullaire a probablement frappé sur divers éléments de la substance grise et entre autres sur les cellules nerveuses des cornes antérieures. Puis les fibres nerveuses des racines antérieures, du moins celles qui étaient en relation avec les cellules altérées, ont subi la dégénérescence granuleuse qui se produit lorsque l'influence normale qu'exercent ces cellules sur les fibres nerveuses cesse d'avoir lieu. Les muscles animés par ces fibres nerveuses se sont atrophiés et leur contractilité s'est affaiblie jusqu'à ne pouvoir plus être mise en jeu au travers de la peau par les courants induits, et c'est là encore une suite inévitable de la lésion médullaire que je suppose avoir existé. Il y a donc eu là vraisemblablement, en somme, un ensemble de lésions liées les unes aux autres, ensemble qui rappelle celui qu'on observe dans la paralysie atrophique de l'enfance. Puis un travail de réparation s'est produit dans les parties atteintes, travail dont, par suite de la sortie du malade, nous n'avons pu constater que les premiers résultats. (Archives de physiologie, 1873, p.92.)

Obs. LII. — Atrophie musculaire, consécutive à une fièvre typhoïde.

E... P..., 25 ans, demoiselle de comptoir, d'une constitution assez faible, entre à l'hôpital Beaujon le 25 février 1861, et est placée au n° 26 de la salle Sainte-Eulalie.

Quelques jours avant son entrée, elle fut prise de frissons, de malaise qui l'obligèrent à se mettre au lit. Elle resta ainsi chez elle pendant six jours, et sans faire de traitement.

Le 25 février au matin, nous constatons chez la malade une fièvre typhoide des mieux caractérisées.

Jusqu'au 3 mars la maladie n'offre rien de particulier dans sa marche; mais, à cette époque, la fièvre redouble d'intensité, la prostration générale augmente; il survient une pneumonie.

Le 15 mars, la complication est disparue, mais la prostration générale persiste; la médication tonique est mise en usage.

E... P... paraît aller beaucoup mieux.

Le 1er avril, les phénomènes généraux qui avaient paru céder, se réveillent de nouveau, et la malade est prise de vomissements qui persistent jusqu'au 15 avril et ne cède qu'à l'emploi de la glace et de la teinture de noix vomique.

Pendant ce temps-là, la malade ne peut digérer aucun aliment soit solide, soit liquide.

Enfin, dans les premiers jours de mai, la fièvre tombe entièrement, l'appétit renaît, et la convalescence commence.

A cette époque, un fait, qui jusqu'alors nous avait échappé, vint à frapper notre attention.

C'est un état de maigreur extrême. Toutes les masses musculaires des bras, des jambes et des cuisses ont disparu; en un mot, les membres paraissent réduits à leur charpente osseuse, et les muscles du cou, des parois thoraciques et des gouttières vertébrales sont d'une minceur extrême; la langue elle-même participe à cet amaigrissement. La malade ne peut exécuter aucun mouvement, et reste dans le décubitus horizontal. Tous les muscles n'ont pas perdu au même degré leur volume et leur force, car les fléchisseurs ont une prédominance d'action sur les extenseurs; aussi les membres sont-ils dans une demi-flexion. Les muscles cependant, malgré leur ténuité, ont conservé leur propriété motrice. Quant à ta sensibilité générale, elle est restée parfaitement intacte.

Danc les premiers temps de la convalescence, la malade accusait des douleurs violentes dans les membres, de leur base à leur extrémité, on pouvait donc supposer que l'impossibilité de mouvement était tout aussi bien due à la douleur qu'à l'atrophie des muscles.

Mais ces douleurs ayant disparu sous l'influence de bains répétés, l'absence de mouvement n'en persistant pas moins, à tel point qu'on était obligé de faire manger la malade, on vit manifestement que la perte de la motilité était due exclusivement à l'atrophie musculaire.

Pendant près d'un mois, les bains sulfureux, joints à l'électrisation, ne produisirent aucun effet; au bout de ce temps, les membres supérieurs augmentèrent un peu de volume, et la malade commença à manger seule et à se livrer à quelques travaux manuels.

Jusqu'au mois d'octobre, les membres inférieurs résistèrent à toute espèce de traitement. Les douches froides, jointes aux bains sulfureux, amenèrent à cette époque de l'amélioration dans l'état du sujet, et encore cette amélioration était-elle très-limitée. Elle eut pour tout résultat de permettre à E... P... d'exécuter quelques mouvements dans son lit.

L'état général n'a guère changé depuis, car aujourd'hui la malade est encore incapable de se lever, à tel point qu'on est obligé de la porter pour lui donner les soins que réclame sa position (De la paralysie amyotrophique consécutive aux maladies aiguës, par Gubler, 1861. Obs. III).

Chez la malade de cette observation, l'atrophie musculaire s'est montrée indépendante de toute autre lésion du système sensitivo-moteur, elle s'est manifestée partout à la fois et a pris de telles proportions qu'il en est résulté une impotence, ou comme nous disons, une paralysie amyotrophique généralisée. La malade reste depuis six mois dans un état à peu près stationnaire; les masses musculaires qui avaient paru un moment se restaurer, ont cessé cependant de s'accroître malgré un traitement rationnel, en sorte que l'affection a revêtu la forme chronique. Il est donc permis de penser que l'atrophie pure et simple des premiers temps s'accompagne aujourd'hui d'altérations de structure, sinon incurables, du moins difficiles à guérir, et comparables à celles qui caractérisent tout d'abord l'atrophie musculaire progressive des auteurs. L'examen des urines n'a été fait qu'environ trois mois après le début de l'amyotrophié, et quand la dénutrition était depuis longtemps arrêtée; le résultat, on devait s'y attendre, a été négatif, en ce sens qu'on n'y a pas découvert la moindre trace d'albumine. Malgré cette lacune le fait conserve une importance majeure au point de vue du rapport de causalité à établir entre la fièvre typhoïde et la paralysie amyotrophique consécutive.

Obs. LIII. — Atrophie musculaire progressive, consécutive très-probablement à la fièvre jaune.

B... (Jean), 42 ans, gendarme à Sancergues, constitution athlétique, tempérament sanguin. Son père et sa mère se portent bien.

Antécédents. En 1845, B..., a eu un écoulement simple ou compliqué. Les ganglions de l'aîne sont pris. On a fait l'application d'un emplâtre de Vigo *cum mercurio.* Etait-ce la syphilis ? Plus tard, il y eut des maux de tête, les cheveux tombèrent ; mais jamais rien à la peau ou à la gorge. En 1845, à la Guadeloupe, B... a eu une fièvre jaune à la suite de laquelle il éprouve des douleurs comme rhumatismales dans différentes parties du corps, mais notamment dans le bras gauche. Y a-t-il eu de la faiblesse alors dans le bras? Le malade ne se le rappelle plus.

A ces douleurs erratiques générales se joignent de la faiblesse et de l'essoufflement; l'œdème se montre aux extrémités inférieures et tend à envahir les jambes et les cuisses.

La dyssenterie apparaît bientôt et augmente le cortége symptomatique déjà si déplorable. B... se croit perdu ; il revient en France et va prendre les eaux de Bourbon-l'Archambault en mai 1856.

Le séjour des eaux est très-favorable : la dyssenterie disparaît d'abord, puis l'essoufflement, puis la faiblesse. Le malade reprend son appétit, sa gaieté, en un mot toutes les allures de la santé ; mais les douleurs générales s'étaient décidément localisées, et B... ne souffrait plus que dans le bras gauche. Toutefois cette douleur, qui était persistante, n'était pas assez forte pour l'inquiéter.

Il reprit son service de gendarme et vint habiter le département du Cher.

Vers le mois de septembre 1858, en faisant l'exercice du mousqueton, il s'aperçut qu'il ne pouvait plus tenir son arme du bras gauche, et qu'il fallait faire appel à la main droite pour qu'elle ne tombât pas.

Cela dura sans aggravation bien notable jusqu'en 1862. A cette époque, la faiblesse avait encore augmenté ; mais ce qui désolait surtout ce malade, c'étaient de nouvelles douleurs qui venaient s'ajouter aux premières. Il alla consulter M. Boucher vers le commencement de septembre.

Voici ce que l'observation apprit à notre confrère. Le bras gauche est manifestement plus petit que le bras droit; la main est en quelque sorte rapetissée. Il n'y a plus d'éminence thénar ni hypothénar.

L'avant-bras gauche, dans sa partie renflée, mesure 26 centimètres ; le droit, dans sa partie correspondante, en mesure 28.

Le bras gauche, 29 centimètres, le bras droit, 30. La circonférence deltoïdienne gauche, 37 centimètres, la droite, 39.

Cette atrophie musculaire ne paraît pas plus porter sur les muscles extenseurs que sur les fléchisseurs. L'élément musculaire n'a disparu nulle part, seulement il est atrophié.

Les muscles de l'épaule, à part le deltoïde, les muscles du cou, de la poitrine sont égaux des deux côtés.

Le malade produit du côté de son bras gauche tous les mouvements qu'on lui commande, à part les mouvements de flexion du pouce, qui sont impossibles; mais tous ces mouvements sont faibles et ne peuvent être prolongés.

Les douleurs du bras sont de deux sortes : une douleur gravative constante, qui occupe tout le bras et existe aussi bien la nuit que le jour; puis des douleurs aiguës qui ont la rapidité de l'éclair, véritables douleurs fulgurantes qui commencent à la main et finissent à l'épaule ; douleurs nocturnes, courtes, ascensionnelles, atroces, qui arrachent des cris déchirants et entraînent une insomnie rebelle. La sensibilité spéciale du tact n'est pas modifiée ; pas de modification non plus du côté de la sensibilité générale. Le malade perçoit la douleur, la chaleur; il apprécie le poids, etc. L'irritabilité musculaire est conservée ; la conscience musculaire est intacte, car le malade, lorsqu'on lui ferme les yeux, précise les mouvements de son bras et ses diverses positions.

Il ne pouvait donc y avoir aucun doute sur le diagnostic, c'était bien une atrophie musculaire.

Discussion.—Tout d'abord on peut invoquer deux différentes causes à cette atrophie musculaire. La syphilis et la fièvre jaune. Mais cette syphilis est plus que douteuse dans ce cas. Le malade n'a paru avoir qu'un écoulement; c'est plutôt là le symptôme d'une blennorrhagie que d'un chancre infectant. Il a eu, il est vrai, les ganglions de l'aine engorgés, mais cela se voit aussi dans la blennorrhagie quoique plus rarement que dans la syphilis. Il a eu encore une perte des cheveux ; mais cela n'est pas là *nécessairement* le fait de la vérole. Enfin, il n'a eu aucun symptôme ni du côté de la peau, ni du côté des muqueuses. Pas de roséole, pas de plaques muqueuses ni à la bouche, ni à l'anus.

D'un autre côté, c'est immédiatement après la fièvre jaune qu'il éprouve les premiers symptômes de l'atrophie musculaire. Il n'avait jamais rien eu auparavant, pendant les dix ans qui avaient suivi son affection vénérienne. Je crois donc que cette atrophie doit être rangée dans la classe des paralysies consécutives aux maladies aiguës.

Je dois dire cependant qu'à la suite d'un traitement l'iodure de potassium, les douleurs ont peu à peu disparu. Mais l'affaiblissement musculaire et l'atrophie ont persisté.

Obs. LIV. — **Atrophie musculaire partielle, consécutive au choléra.**

Nicolas M..., âgé de 45 ans, conducteur d'une machine à vapeur, entre en 1850 à l'hôpital Beaujon, service de M. Sandras, pour des désordres multiples de la motilité survenus dans les conditions suivantes.

Au mois d'avril dernier, atteinte de choléra, accidents cérébraux secondaires, et éruption scarlatiniforme nécessitant un traitement énergique. Après la disparition de ces accidents, contracture dans le bras gauche, faiblesse dans le bras droit. Le bras gauche se débarrasse bientôt, mais les mains s'affaiblissent et commencent à maigrir, surtout au niveau des éminences thénar.

MM. Aran et Duchenne examinent alors le sujet et s'assurent qu'aux membres supérieurs l'irritabilité électrique est partout conservée, même dans les muscles interosseux de la main. Mais à la main droite, l'opposant du pouce, et à la main gauche l'opposant et le court abducteur ne se retrouvent plus.

Il existe en outre une paralysie avec contracture des muscles de la jambe et du pied des deux côtés, sans aucune atrophie, mais une perte complète de l'irritabilité électrique.

La réalité de l'atrophie musculaire est parfaitement établie dans ce cas, Aran la constate en ces termes : La maladie de cet homme se rapprochait, dit-il, de l'atrophie musculaire progressive partielle, tandis qu'elle s'en éloignait par cette paralysie avec contracture des extrémités inférieures, avec perte de l'irritabilité et sans atrophie appréciable. Il y a donc là, continue l'auteur, des obscurités que je n'essayerai point de faire disparaître et qui tomberont, il faut l'espérer, devant de nouvelles recherches. (Arch. génér. de med. oct. 1850.)

En écrivant ces lignes, l'observateur était évidemment préoccupé d'assigner des limites fixes et précises à la nouvelle espèce nosologique. L'embarras disparaît dès qu'on se borne à considérer l'atrophie musculaire, non plus comme une espèce créée, d'une essence constante, mais comme une affection quelquefois isolée, protopathique, relevant d'ailleurs de causes diverses, ou comme un simple phénomène morbide constituant un élément d'une souffrance complexe de l'économie. Dans cette manière de voir, conforme à la doctrine biologique, on conçoit sans peine l'association de deux sortes de paralysie chez le même individu. C'est précisément ce qui avait lieu ici, de même que chez plusieurs convalescents de diphthérie ou de fièvre typhoïde cités par M. Gubler dans son mémoire sur les Paralysies amyotrophiques consécutives ou maladies aiguës.

Il ne saurait s'élever aucun doute sérieux relativement à l'étiologie de l'atrophie musculaire chez le nommé Nicolas M...., c'était assurément un trouble consécutif au choléra morbus.

Quant à la marche de l'amyotrophie, si l'on tient compte du laps de temps assez court compris entre la fin de la maladie asiatique et le moment où l'on a dû constater la disparition de plusieurs muscles, on peut affirmer qu'elle a été rapide, et comme le début de l'altération a suivi de près la cessation des accidents de la période réactionnelle du choléra, on doit conclure que la paralysie amyotrophique était aiguë et qu'elle était réellement la conséquence de l'affection cholérique.

J'ai rencontré dans mes recherches 3 cas de *paralysie infantile* consécutive à des maladies aiguës.

2 de ces 3 observations sont dues à MM. Damaschino et Roger et ont été recueillies à l'hôpital des Enfants malades. Elles sont suivies d'autopsies très-détaillées, que je n'hésite pas à relater au complet malgré leur longueur à cause des lésions très-nettes et très-intéressantes qui ont été trouvées. Quant à la forme particulière de la paralysie elle est évidente et prouve une fois de plus que tous les types sans exception peuvent suivre les maladies aiguës.

Obs. LV. — Cas de paralysie infantile, consécutive à la dysentérie.

Ledieu (Louis), âgé de près de 2 ans, entre dans la salle Saint-Louis, n° 5, le 10 septembre 1868, pour une paralysie du bras gauche.

Cet enfant qui n'est arrivé de nourrice que depuis quelques jours, et qui est pâle et maigre, aurait eu au commencement d'août la dysentérie, pour laquelle on l'aurait alité (à cette époque il marchait très-bien) ; *à la suite*, il aurait été paralysé de tout le côté gauche : les mouvements seraient promptement revenus dans la jambe, tandis que le bras serait resté absolument immobile et impotent : On n'aurait pas vu de convulsions.

Nous constatons en effet à la première vue une paralysie du deltoïde à gauche. L'enfant ne peut faire aucun mouvement du bras, qui pend le long du corps.

La région deltoïdienne, du côté gauche, est visiblement amaigrie. La contractilité électrique est perdue dans tous les faisceaux du deltoïde, ainsi que dans les muscles du bras ; elle est très-affaiblie dans les muscles de l'avant-bras, et les mains seules se contractent un peu sous l'influence de l'excitation électrique. D'ailleurs la sensibilité du membre n'est aucunement diminuée, non plus que elle du steec dur corps ; les attouchements.

les pincements, l'électrisation sont douloureux. Il y a un peu de faiblesse dans les jambes, mais sans claudication évidente. Il n'existe pas d'autres troubles fonctionnels.

Le 17 septembre, des prodromes de rougeole se manitestent avec complications de bronchio-pneumonie, et en même temps des prodrômes de scarlatine. C'est seulement le 28 septembre, après un septénaire que se montre un exanthème, qui a les caractères de l'éruption scarlatineuse.

Dix jours plus tard l'enfant était presque en convalescence, il se fait une abondante hémorrhagie par le rectum, et les jours suivants, un léger écoulement de matière sanieuse sanguinolente.

La mort survient le 13 octobre.

Nous devons ajouter que le 25 septembre nous procédions à un second examen de la motilité (l'examen du bras avait été répété plusieurs fois), et notre surprise fut grande de constater une paralysie du mouvement, surtout de la jambe droite; l'enfant ne pouvait soutenir au-dessus du lit cette jambe droite (et la nourrice avait parlé d'une impotence de la jambe gauche), et il la traînait sur le drap quand on disait de la lever. Le membre n'était, du reste, pas douloureux.

Autopsie. — On trouve sur le cadavre les lésions propres aux fièvres éruptives à forme hémorrhagique, cette forme de la rubéolo-scarlatine à laquelle l'enfant succombait, était accusée par des congestions et des apoplexies multiples.

Les muscles de l'épaule et du bras gauche sont atrophiés et pâles; nous conservons un très-beau dessin colorié du deltoïde, et à la place des faisceaux rouges et fermes de ce muscle, on ne voit que quelques groupes effilés de fibres blanchâtres, montrant dans leurs intervalles la face antérieure de la capsule articulaire. Il n'y avait d'ailleurs aucune transformation du muscle en tissu graisseux, ni accumulation de graisse dans la couche sous-cutanée.

La *moelle épinière*, à l'œil nu, et avant toute section transversale ne paraît pas malade, et ni la couleur, ni la consistance de la substance nerveuse ne sont visiblement altérées; mais, au niveau du renflement cervical gauche, les *racines antérieures des nerfs rachidiens* sont un peu congestionnées, et elles sont positivement atrophiées, ayant perdu un tiers environ de leur volume normal (par comparaison avec le côté opposé.)

Examen microscopique des muscles. Les faisceaux atrophiés sont loin d'offrir dans leurs altérations et dans leur aspect même des caractères partout identiques. Le deltoïde, par exemple, présente trois apparences bien distinctes :

1° Un petit nombre de fibres musculaires accolées les unes aux autres, forment des fascicules d'apparence à peu près normale, la striation transversale et les stries longitudinales se présentent comme dans les muscles sains ; on ne constate entre ces fibres aucune accumulation de noyaux ou de cellules adipeuses.

2° D'autres fibres ressemblent à peu près aux précédentes, si ce n'est qu'elles sont beaucoup moins volumineuses ; mais les stries longitudinales, et surtout la striation transversale sont parfaitement conservées. Sur les pièces durcies dans l'acide chromique, examinées à l'aide des coupes longitudinales et transversales, ces fibres ne présentent point d'altération autre qu'une atrophie très-inégale portant sur les dimensions transversales, lesquelles varient de 0mm,040 à 0mm,009. Mais à l'état frais, on constatait de la façon la plus nette la présence de granulations très-fines parsemées dans l'épaisseur même du contenu du sarcolemme, granulations offrant tous les caractères de la graisse. Il faut noter en outre qu'il existe un très-grand nombre de noyaux, quelques-uns arrondis, la plupart ovoïdes à grand diamètre dirigé dans le sens des fibres musculaires ; ces noyaux qui mesurent 0mm,008 à 0mm,81 de long sur 0mm,085 à 0mm,007 de large, sont évidemment accolés au myolemme lui-même et ne sont pas développés dans la gaîne conjonctive qui réunit les diverses fibres musculaires ; c'est ce que démontre péremptoirement l'étude des coupes transversales. Ces dernières permettent en outre de se rendre un compte très-exact de l'inégale atrophie des différentes fibres musculaires d'un même faisceau.

3° Enfin dans un très-grand nombre de points, et surtout à côté des fibres les plus atrophiées, on trouve un nombre considérable de fibrilles réunies en faisceaux et qui offrent, au premier abord, l'aspect des fibres ondulées du tissu conjonctif ; mais après les avoir traitées par les divers réactifs et en avoir fait des coupes transversales et longitudinales, on acquiert la certitude que la plupart d'entre elles ne sont autres que des gaînes vides du sarcolemme. On observe d'ailleurs toutes les transitions possibles entre les fibres normales et les fibres réduites au myolemme ; il est même possible sur des coupes longitudinales assez étendues, d'observer sur une même fibre la disparition graduelle de la substance musculaire et l'atrophie la plus complète.

Nous devons ajouer que çà et là, et surtout au niveau des points les plus malades, il existe un développement anormal du tissu adipeux, lequel est constitué par des cellules graisseuses accolées les unes aux autres et qui séparent les divers faisceaux musculaires ; ces cellules, dont le noyau est très-difficile à constater, même après imbibition par le carmin, renferment pour la plupart des cristaux étoilés de margarine. Les altérations nerveuses, de beaucoup les plus intéressantes, occupent la moelle et les nerfs périphériques.

La *moelle* a été étudiée d'abord au moyen de préparation fraîches, puis sur des coupes colorées et non colorées, éclaircies les unes par la glycérine les autres par l'essence de térébenthine ou par l'emploi successif du chloroforme et du baume de Canada. Les altérations portent surtout sur la substance grise et offrent deux siéges principaux : la région cervicale et la région lombaire ; dans ces deux points, et surtout dans le premier, elles sont essentiellement unilatérales, et cette localisation est en rapport avec la paralysie également localisée à un côté du corps, ou du moins pour ce qui concerne les membres inférieurs très-prédominante d'un seul côté du corps.

Sur des préparations fraîches de la partie malade, on distingue surtout trois sortes d'éléments : des corps granuleux, des noyaux et des vaisseaux. Les corps granuleux sont abondants, paraissent les uns libres et les autres accolés aux vaisseaux qu'ils entourent en certains endroits, en donnant aux artérioles une apparence toute spéciale.

Les éléments nucléaires sont très-nombreux, surtout à la périphérie des vaisseaux, ils ne contiennent pas de nucléoles volumineux et se colorent très-bien par le carmin. Les vaisseaux renferment des globules rouges parfaitement normaux qui remplissent presque partout le calibre vasculaire. Les cellules nerveuses, peu abondantes, se voient mal sans l'aide du carmin.

Sur des coupes faites après durcissement, les lésions médullaires apparaissent sous la forme de foyers bien définis occupant la majeure partie de la substance grise antérieure à la région cervicale gauche et à la région lombaire (surtout à droite).

La moelle cervicale est la plus altérée : une coupe faite au niveau du renflement cervical, montre à la partie postérieure externe de la corne antérieure grise une surface plus pâle, comme demi transparente, mesurant environ 0 m. 002 mm. dans sa plus grande étendue et où, même à l'œil nu, le tissu nerveux semble comme raréfié. A un faible grossissement, cette apparence de raréfaction est encore plus évidente et donne au tissu altéré une transparence toute spéciale : les tissus avoisinants n'offrent pas une condensation notable.

Le réseau vasculaire est très-développé dans toute l'étendue de la moelle, aussi bien que dans l'épaisseur du foyer : les vaisseaux capillaires semblent même de dimensions un peu accrues. Avec un fort grossissement on voit au centre même de la partie malade un véritable semis de corps granuleux qui, plus abondants aux environs des vaisseaux, sont irrégulièrement disséminés dans tous les points altérés. Sur des coupes colorées, on aperçoit en outre un grand nombre de noyaux de la névroglie dont les dimensions semblent légèrement accrues. Quant aux vaisseaux qui se trouvent sectionnés soit en long, soit en travers, ils offrent une accumulation de corps granuleux dans leur gaîne lymphatique à tel point que sur une coupe transversale, ces derniers se touchent et constituent un sorte d'anneau entourant complètement le vaisseau. Les parois vasculaires sont augmentées d'épaisseur et des noyaux de même dimension que les précédents se voient accolés en grand nombre sur la tunique externe des artérioles.

Mais ce qui frappe le plus, à part ces accumulations de corps granuleux et de noyaux et ces lésions vasculaires, c'est l'atrophie très-avancée des éléments nerveux compris dans la lésion morbide et même dans son voisinage.

Les cellules sont ratatinées, plus opaques, comme granuleuses, sans qu'on puisse bien distinguer les granulations, même sur des points où la coupe laisse voir seulement une portion de cellule. Quant aux noyaux, ils sont presque partout à peine appréciables, à cause de l'état granuleux du corps de la cellule; enfin les prolongements cellulaires, il est impossible de les voir sans un très-fort grossissement. De même, les tubes nerveux provenant des racines antérieures qui traversent le foyer de ramollissement ont perdu leur enveloppe de myéline et sont difficiles à retrouver si l'on n'y prête une grande attention.

Ces altérations se rencontrent identiquement les mêmes au niveau du ramollissement lombaire ; les dimensions du foyer (lequel est moins volumineux) constituent la seule différence. D'ailleurs les détails qui vont suivre montrent mieux l'aspect de la lésion spinale dans les diverses régions de l'axe rachidien.

Les faisceaux blancs sont également le siége de lésions intéressantes qu'on retrouve avec un développement à peu près semblable des deux côtés de la moelle. Sur des coupes fines, colorées par le carmin, on constate deux altérations convexes : l'épaississement des cloisons conjonctives et l'atrophie des éléments nerveux laquelle se manifeste surtout par l'extrême diminution de volume des cylindres d'axe. Cette altération est principalement prononcée pour la portion des cordons antéro-latéraux qui se trouve comprise entre la pie-mère et la substance grise ; elle est moins nette dans les faisceaux situés de chaque côté du sillon médian antérieur. Voici maintenant les détails des coupes faites à diverses hauteurs.

1° *Région cervicale.* — Coupe faite au-dessus du renflement. A l'œil nu, du côté gauche, ramollissement de 2 millimètres de diamètre, situé à la partie postérieure de la corne grise antérieure; au microscope, amas de corps granuleux dans la gaîne lymphatique des vaisseaux et dans toute l'étendue du ramollissement. Accumulation dans le tissu altéré, et surtout le long des vaiseaux, de noyaux conjonctifs arrondis, rarement ovalaires, mesurant 0,005 à 0,006 mm. Extrême richesse du réseau vasculaire : les capillaires paraissent manifestement accrus de volume. Atrophie extrême des cellules nerveuses de ce côté que l'on retrouve avec peine; leurs prolongements sont très-difficiles à voir ainsi que les tubes nerveux qui traversent le foyer. Quelques cellules du groupe antéro-externe sont normales.

Du côté droit, conservation à peu près complète de ces dernières cellules; atrophie très-notable des deux autres groupes cellulaires qui offrent un état granuleux manifeste ; lésions vasculaires beaucoup moins accentuées; pas de corps granuleux libres, quelques noyaux en plus grand nombre. Sclérose très-nette des faisceaux antéro-latéraux; autopsie des cylindres d'axe examinés comparativement avec ceux d'une moelle saine.

Coupe faite un centimètre au-dessous de la précédente. Mêmes lésions, mais le foyer est plus petit et se rapproche davantage de la corne grise postérieure.

Coupe faite à l'extrémité de la moelle cervicale à l'œil nu, aucune lésion appréciable; au microscope, très-petit foyer de ramollissement siégeant à la partie antéro-externe de la substance grise antérieure : l'atrophie des cellules est la même que dans les coupes précédentes; mêmes lésions aussi dans la substance blanche des cordons antéro-latéraux.

2° *Moelle dorsale.* — Paraît tout à fait saine à l'œil nu. A l'examen microscopique, l'atrophie cellulaire est moins accentuée; on retrouve, sur toutes les coupes, un assez grand nombre de cellules de dimensions à peu près normales, avec leurs prolongements bien développés; persistance des lésions des faisceaux antéro-latéraux.

3° *Moelle lombaire.* — Coupe faite à la partie supérieure du renflement ombaire. A l'œil nu, aspect normal; au microscope, lésions à peu près semblables à celles de la région dorsale; mais en outre, corps granuleux assez nombreux surtout à droite. On rencontre encore quelques grosses cellules dans la substance grise antérieure, mais elles sont un peu granuleuses, et les noyaux moins nets ne se voient pas aussi bien que sur les moelles saines; on rencontre d'ailleurs quelques cellules diminuées de volume et avec des prolongements moins faciles à voir. L'altération scléroti-que des faisceaux antéro-latéraux est toujours très-marquée surtout dans la partie qui avoisine la substance grise.

Au niveau du renflement lombaire (lequel est moins volumineux qu'à l'état normal), on constate du côté droit, à l'examen macroscopique, l'existence d'un foyer occupant le centre de la substance grise antérieure et mesurant 1, 5 mm. en travers sur 1 millimètre dans le sens antéro-postérieur; à gauche, pas de lésion appréciable. Mais l'examen microscopique fait apercevoir une altération bilatérale.

Indépendamment du foyer situé à droite et présentant les mêmes particularités histologiques déjà décrites pour la région cervicale, on rencontre à gauche des corps granuleux infiltrés dans la corne grise antérieure, et occupant surtout la gaîne lymphatique des vaisseaux; ceux-ci sont sclérosés et sur leurs parois existent de nombreux noyaux conjonctifs. Les cellules motrices sont atrophiées des deux côtés, mais surtout à droite, où l'on rencontre à peine çà et là une cellule normale quant à ses dimensions et à ses prolongements. Quant à la substance blanche des cordons antéro-latéraux elle présente une sclérose évidente (épaississement des cloisons conjonctives, atrophie des tubes et des cylindres d'axe) sauf peut-être dans la portion avoisinant le cordon médian antérieur.

Les racines antérieures sont atrophiées dans toute la hauteur de la moelle, mais cette altération est plus accentuée dans la région qui correspond au plexus cervical du côté gauche. Le microscope fait suer les tubes nerveux à peu près vides de leur contenu; les cylindres d'axes sont beaucoup moins visibles que sur des racines saines. La même altération se rencontre sur un grand nombre de fibres des troncs du plexus brachial.

Cette observation montre des lésions récentes, puisque deux mois seulement se sont écoulés depuis le début des accidents. Elle est intéressante à plusieurs points de vue : d'abord par la netteté des altérations de la moelle, puis par la dissémination de ces altérations, en rapport avec la grande étendue de la paralysie et de l'atrophie des muscles ; ensuite par le degré plus avancé des altérations spinales dans les régions de la moelle qui correspondent aux membres les plus affectés ; elle démontre la nécessité d'un examen microscopique sérieux dans le cas de lésions médullaires, puisque la substance grise paraissait normale à la région lombaire gauche, même sur des coupes fines examinées à l'œil nu, tandis que le microscope a permis de reconnaître l'existence d'une altération très-accentuée. On doit remarquer que dans cette observation il y a absence complète d'induration autour des foyers ramollis, ce qui n'est pas généralement le cas, et ce qui est évidemment en rapport avec la date relativement récente de l'affection spinale.

Obs. LVI. — **Paralysie infantile, consécutive à la variole. Forme paraplégique. Atrophie et déformation du membre inférieur gauche ; symptômes moins marqués à droite. Autopsie (six mois après le début de la paralysie). (Observation de MM. Damaschino et Roger. Gaz. méd. de Paris, 1871.)**

Couturat (Adolphe), âgé de 2 ans et demi, entre à l'hôpital le 20 janvier 1869, dans la salle Saint-Louis.

Cet enfant, un peu rachitique, aurait eu, il y a six mois, une *variole* qui a dû être discrète puisqu'il n'en reste pas de trace ; lorsque, dans la convalescence, on voulut le lever (auparavant il marchait bien), on s'aperçut *qu'il ne pouvait se soutenir sur ses jambes*. Sa mère entra avec lui à Necker, où il séjourna pendant plusieurs mois, et où il fut soumis nombre de fois à l'électrisation ; la paralysie s'améliora notablement, surtout du côté droit.

Quand nous examinâmes ce petit malade pour la première fois, il nous fut facile de constater la persistance de la *paraplégie*, la jambe gauche étant plus inerte et d'un moindre volume que la droite.

La paralysie affecte spécialement les muscles de la région antérieure de la jambe, et aussi les muscles péroniers.

Au niveau des muscles paralysés, on constate une certaine mollesse des tissus qui sont flasques, mais sans œdème.

La contractilité électrique est perdue dans les groupes de muscles sus-indiqués. D'ailleurs, la sensibilité paraît y être intacte. Il n'y a aucune douleur, ni spontanée, ni provoquée par le mouvement ou par une pression légère.

L'enfant est pris de rougeole le 23 janvier. Bronchio-pneumonie. Le 29 janvier, mort.

Autopsie. 31 janvier. — Lésions de la bronchio-pneumonie.

Le système musculaire a été l'objet d'une étude attentive qui a porté non-seulement sur les faisceaux atrophiés, mais encore sur les muscles sains,

Ces derniers, étudiés au niveau du bras, ont offert des caractères tout à fait nouveaux au point de vue, soit de la dimension des fibres, soit de la striation transversale et longitudinale.

Les muscles malades, et notamment le jambier antérieur et les péroniers du côté gauche, ont présenté, à l'état frais, les altérations suivantes.

Tout d'abord, l'aspect strié normal a disparu sur le plus grand nombre des fibres musculaires, mais cette disparition est très-variable.

Suivant les divers points d'une même fibre qui présente ici des restes de stries transversales, et ailleurs des traces de striation longitudinale.

Les éléments musculaires, ainsi altérés, ont perdu leur coloration normale et sont très-pâles : de plus, avec un grossissement un peu fort (400 diamètres), on aperçoit distinctement une apparence granuleuse tout à fait identique avec celle des fibres dégénérées dans le cours d'une fièvre grave ; mais, en outre, et dans l'intérieur même d'un bon nombre de faisceaux primitifs, il existe une accumulation de molécules plus volumineuses, très-réfringentes, évidemment graisseuses, et occupant plutôt l'axe même de la fibre que sa périphérie. Il est nécessaire d'ajouter que la plupart de ces fibres ont un volume beaucoup moindre qu'à l'état normal.

Le tissu conjonctif qui réunit les divers faisceaux musculaires est presque partout le siége d'un dépôt de graisse qui donne l'aspect de bandes fasciculées interposées aux faisceaux malades.

Après durcissement dans l'acide chromique, les altérations musculaires n'offrent pas tout à fait le même aspect : la dégénération granuleuse est devenue très-difficile à constater, mais, en revanche, on peut pratiquer des coupes longitudinales et transversales, ce qui permet de se rendre un compte exact de l'atrophie inégale qui affecte les diverses fibres musculaires; tandis que la plupart mesurent à peine $0^{mm},009$, et même $0^{mm},004$; on en trouve un certain nombre qui atteignent $0^{mm},040$ (dimension d'ailleurs inférieure à celle des muscles).

Sur ces muscles, du reste, on remarque les mêmes degrés d'atrophie que nous avons signalés dans ceux de l'observation précédente.

La moelle épinière, examinée à l'état frais par des coupes successives, laisse voir à la région lombaire un foyer de ramollissement blanchâtre occupant la partie antérieure de la substance grise à gauche. En ce point, le tissu est très-mou, presque diffluent, et tend à s'écouler par la surface de section. A l'examen microscopique, on rencontre les éléments habituels des tissus nerveux ramollis, et notamment un grand nombre de corps granuleux : les uns, et en plus grand nombre, sont libres; les autres sont contenus dans les gaînes lymphatiques périvasculaires ; mais, en outre, on y découvre un très-grand nombre d'éléments nucléaires arrondis et ovoïdes, finement ponctués, mais nullement granuleux et ne contenant pas de grands nucléoles. Cette accumulation de noyaux est très-marquée dans les portions de tissu nerveux qui entourent le foyer de ramollissement. Le réseau vasculaire est partout visible : les artérioles sont même très-faciles à reconnaître à cause des nombreux corps granuleux qui distendent leur gaîne lymphatique. Quant aux éléments nerveux (tubes et cellules), ils sont atrophiés à un tel point qu'il devient difficile de les reconnaître sans avoir recours à l'imbibition par le carmin.

Des coupes pratiquées, après durcissement, à diverses hauteurs de l'axe cérébro-rachidien, font voir tous les degrés de la lésion médullaire. Partout on trouve des dégénérescences du cordon antérieur du côté gauche. Partout il y a disparition des éléments nerveux et accumulation de noyaux granuleux. A mesure qu'on remonte, ces lésions sont moindres dans toute la hauteur de la moelle.

Peu de chose dans le bulbe et la protubérance annulaire.

Cette observation montre une phase plus avancée de la lésion spinale que la précédente.

Dans la première, la date de la paralysie ne remontait qu'à deux mois, ici elle remonte à six mois. Or, en raison même de l'ancienneté de l'affection, les lésions médullaires offrent une différence notable en ce qui concerne les tissus environnant les foyers de ramollissement.

Une particularité de cette observation est que les lésions existent presque exclusivement du côté gauche.

L'observation suivante, due à Deshais, et tirée des thèses de Haller, nous a semblé devoir être rapportée à une lésion médullaire. Nous l'avons trouvée dans la thèse de M. Bailly.

Obs. LVII. — **Paralysie infantile, consécutive à une variole.**

Ravisé, octodecim annos natus, Fabri filius, ex variolis circa tertium ætatis annum, incidit in hemiplegiam dextri lateris : aquæ belerucanæ frustra tentatæ fuerant, latus dextrum macilentum et atrophia confectum est, manus juxta carpum inflexa, angulum cum ulna acutum efficit, digiti quidem immobiles et in se invicem oppressi, non tamen multum rigidi, sed frigidi et paululum contracti sensu motuque, ut brachium destituti. Tibia ejusdem lateris exsucca frigida, paululum brevior, unde clandicatio. Verum quod pejus, a pueritia adolescens ille frequentissimis epilepsiæ perfectæ paroxysmis convellitur.

Voici maintenant deux cas de *paralysie pseudo-hypertrophique de l'enfance*, consécutive à des maladies aiguës (variole et rougeole). Ce sont des faits probants et qui ne sauraient être contestés.

Obs. LVIII. — Hypertrophie apparente des muscles. Atrophie graisseuse consécutive à la variole et à la rougeole.

Observation de M. Oppolzer, rapportée par M. de Stoffella. — R. Sch..., âgé de 13 ans, a toujours joui d'une bonne santé. En février 1862, il a été atteint de variole et a gardé le lit pendant trois semaines. Huit jours après s'être rétabli, il eut la rougeole qui le tint de nouveau alité pendant quinze jours; il se rétablit bien de cette nouvelle maladie et retourna à l'école. Mais, quinze jours s'étaient à peine écoulés quand on remarqua que l'enfant paraissait être gêné dans l'exécution de certains mouvements, et notamment dans la marche qui s'accompagnait d'un balancement très-marqué de droite à gauche. De même l'enfant ne pouvait s'asseoir sur une chaise par un mouvement lent, il se laissait tomber brusquement sur son séant. A cette époque, les muscles ne présentaient dans leur apparence extérieure rien qui s'éloignât de l'état normal. Mais on ne tarda pas à remarquer que les jambes de l'enfant augmentaient rapidement de volume, sans qu'il y éprouvât d'ailleurs la moindre sensation douloureuse. On le fit alors admettre à la clinique du professeur Oppolzer.

C'est un garçon d'une constitution vigoureuse, et ayant acquis amplement le développement que comporte son âge. En l'examinant, on est frappé tout d'abord par le volume énorme des muscles des deux mollets qui est plus que le double de celui que comporterait la taille de l'individu. Lorsque ces muscles se contractent, les têtes des gastronémiens se gonflent et forment deux tumeurs ayant presque les dimensions du poing. En outre, lorsqu'on lutte contre le mouvement de flexion de la jambe, on voit apparaître dans les creux des jarrets une tumeur du volume d'un œuf de poule entre les insertions des muscles demi-membraneux et demi-tendineux d'une part, et biceps de l'autre. (D'après le professeur Hyrtl, cette tumeur serait formée par l'insertion inférieure du muscle demi-membraneux, considérablement hypertrophié.) Des deux côtés, la flexion complète du cou-de-pied ne peut être obtenue ni par les mouvements passifs, ni par les mouvements actifs. L'étendue possible de ce mouvement ne dépasse pas un angle de 90 degrés; toute tentative d'aller au delà est immédiatement empêchée par une contraction synergique des muscles du mollet. Les orteils sont fortement fléchis des deux côtés, ce qui fait ressembler les pieds à des griffes.

Du côté des cuisses, le vaste externe est beaucoup plus développé à gauche qu'à droite. Les muscles situés à la face postérieure de la cuisse présentent ceci de remarquable que la portion charnue est beaucoup plus longue, relativement à leur portion tendineuse qu'à l'état normal.

Aux extrémités supérieures, où le volume du biceps l'emporte, à l'état normal, sur celui du triceps, on remarque une proportion inverse dans le développement relatif de ces muscles. L'augmentation du volume porte principalement sur la longue portion et sur la portion interne du triceps. Les deltoïdes présentent également, surtout dans leur portion claviculaire, un accroissement de volume assez considérable.

La colonne vertébrale présente une légère déviation à gauche, dans la région dorsale inférieure, et une courbe de compensation en sens inverse dans la région lombaire. On remarque en même temps un accroissement de volume considérable des muscles sacro-lombaires et des longs dorsaux.

Malgré leurs dimensions exagérées, les muscles qui viennent d'être indiqués fonctionnent très-incomplètement, ce qui est surtout frappant pendant l'exécution de certains mouvements. Ainsi, la marche est excessivement pénible. Le malade se balance fortement d'un côté à l'autre, et il se fatigue très-facilement.

Lorsque le tronc est fléchi, le malade est dans l'impossibilité de le redresser par la contraction des muscles extenseurs de la colonne vertébrale. Il n'arrive à ce résultat qu'indirectement et à l'aide des extrémités supérieures, en appuyant les mains sur les cuisses. Les contractions des muscles longs. dorsaux et sacro-lombaires, sont par conséquent très-faibles. Les choses se passent encore de même quand on ordonne au malade de monter sur un tabouret. Il a également beaucoup de peine à monter, et surtout à descendre les escaliers. Il ne peut s'asseoir par un mouvement lent et graduel, il se laisse tomber brusquement.

Les muscles, dont le volume est exagéré, sont beaucoup plus résistants que ceux qui ont conservé leur état normal.

La contractilité électro-musculaire est abolie et dans les muscles hypertrophiés et dans ceux qui ne le sont pas, à l'exception des péroniers du côté gauche, où elle est cependant notablement diminuée.

La sensibilité électro-musculaire par contre est normale partout, excepté aux muscles des extrémités inférieures, où elle est un peu exagérée.

Les troubles de la motilité, ci-dessus indiqués, sont les seuls que l'on observe chez le malade. Ses fonctions intellectuelles, en particulier, ne laissent rien à désirer. (*Gaz. hebdomadaire*, 1865).

Obs. LIX. — Paralysie pseudo-hypertrophique, consécutive à la rougeole.

Duchenne de Boulogne cite dans son traité de l'électrisation localisée (1861) l'observation (XL) d'une petite fille chez qui il est survenu quelque temps après une *rougeole*, une *paralysie atrophique graisseuse de l'enfance*, qui, d'abord générale, se fixa ensuite dans le membre supérieur gauche et dans le membre inférieur droit, dans le premier elle détruisit le deltoïde et les muscles de la région sous-épineuse, et atrophia les muscles du bras, dans le second, les péroniers ne donnèrent plus de signes d'existence.

Je rapporte ici trois observations *d'ataxie locomotrice*, consécutive à des affections aiguës. Deux d'entre elles sont dues à Duchenne de Boulogne. Elles sont toutes trois caractéristiques.

Obs. LX. — Ataxie locomotrice consécutive à une gastro-entérite. (Duchenne de Boulogne. Arch. gén. de méd., 1859, v. 1, p. 159).

M. X... rentier, âgé de 40 ans, n'a jamais eu d'affection syphilitique, il accuse seulement une simple gonorrhée, il ne s'est pas livré à l'onanisme, il n'a pas eu de pertes séminales nocturnes ou diurnes.

En 1840, gastro-entérite à la suite d'écarts de régime. Peu de temps après, pendant la convalescence de cette maladie, *paralysie de la troisième paire gauche*. Après 3 mois cette paralysie guérit, bien qu'il n'ait pris qu'un peu de calomel à petites doses et de temps à autres.

En 1845 et en 1847 la paralysie de la 3e paire gauche revient et disparaît de la même manière après 3 ou 4 mois de durée.

En 1848, nouvelle paralysie de la 3e paire gauche avec troubles gastriques.

Rechute en 1852. *Tournoiements de la tête, perte de l'équilibre pendant la station et la marche.*

En 1854, perte complète de la vue

Incoordination des mouvements.

Symptômes bien marqués d'ataxie locomotrice.

Obs. LXI. — Ataxie locomotrice, consécutive à une angine couenneuse bénigne. (Arch. gén. de méd., 1859, t. II, p. 399.)

Un homme de 30 ans, de bonne constitution, est atteint d'une angine couenneuse bénigne, qui guérit rapidement par les cautérisations avec l'azotate d'argent, et l'emploi du chlorate de potasse. Quelques jonrs après survient une paralysie du voile du palais pour laquelle il veut réclamer les soins de M. Duchenne.

La voix était nasonnée, la déglutition des liquides presque impossible; le côté gauche du voile du palais était plus fortement atteint que le côté droit. En dix ou douze jours, après vingt décharges à intermittence lente, la paralysie locale disparut, mais pendant ce temps, cet homme commença à ressentir des fourmillements dans les pieds et dans les mains la sensibilité tactile était nulle, anesthésie, analgésie complète aux extrémités : la vue était très-affaiblie, les nerfs collatéraux des doigts n'étaient pas excitables. A l'aide du dynamomètre. M. Duchenne constate l'intégrité de la puissance musculaire; après un mois, sous l'influence de l'électricité et d'un régime approprié, l'analgésie disparut peu à peu, mais la sensibilité tactile resta nulle pendant un temps encore fort long.

Ce fait rentre dans la classe de ceux qui ont fait le sujet du mémoire de M. Duchenne sur l'ataxie locomotrice. La force musculaire était normale. Cet homme marchait avec peine; les objets qu'il tenait dans les mains lui échappaient lorsqu'il ne regardait pas.

Obs. LXII. — Ataxie locomotrice progressive, probablement consécutive à une diarrhée.

Herman G., 45 ans, menuisier, a eu autrefois la variole, le typhus et la dyssenterie. Il y a 13 ans, chancre et blennorrhagie, sans suites fâcheuses, Bonne santé habituelle. Il buvait une assez grande quantité de bière, pas d'eau de vie, assez rarement se livrait au coït. Au commencement de décembre 1861, il fut affecté pendant 8 jours d'une diarrhée catarrhale qui le forçait de se lever pendant la nuit, il se rendit au cabinet d'aisance pieds nus, et il pense s'être alors refroidi. Peu de temps après cette époque, il se sentit mal à l'aise et peu d'appétit, ventre ballonné, constipation. Sommeil troublé, pollutions fréquentes. Vers Noël, la faiblesse augmente, ses membres inférieurs lui semblent morts, cotonneux, A partir de cette époque le travail devient impossible, les érections cessent vers le milieu de février, l'urine coule goutte à goutte, la marche devient difficile, puis impossible, Plus tards tous les signes caractéristiques de l'ataxie locomotrice progressive. (Voir Gaz. des Hôpitaux, 1863, n° 65, page 259.)

J'arrive enfin à un des chapitres les plus intéressants de mon travail, à la paralysie du type *sclérose en plaques disséminées*, consécutive aux maladies aiguës. Malgré la rareté des observations de cette forme de paralysie, j'ai réussi à en réunir 12 cas que l'on peut rapporter à l'influence d'une affection aiguë. Plusieurs de ces observations sont suivies d'une autopsie, et sont particulièrement intéressantes.

Les auteurs allemands semblent s'être occupés spécialement, dans ces derniers temps, du nouveau type de paralysie décrite par M. Charcot, et je renverrai le lecteur aux observations de Ludwig Turck, Frerichs, Valentiner, Rendfleisch, Leyden, Zenker, Ebstein, Virchow, Levinstein, Westphal, dont il trouvera les indications bibliographiques dans la table de cet ouvrage.

Dans un cas dont la symptomatologie se rapportait à la description de la sclérose en plaques. M. Ebstein (Deutsches Archiv., X, p. 597) a trouvé des taches grises de sclérose dans la moelle, surtout dans sa moitié inférieure. Sur des coupes après durcissement, on pouvait constater la destruction de beaucoup de tubes nerveux, et l'atrophie d'un certain nombre de cellules.

Il est à croire que des lésions assez analogues devaient exister chez les malades convalescents de variole dont M. Wesphal a rapporté l'observation. Ces malades présentaient, en effet, le tableau de la sclérose en plaques. Mais relativement à l'anatomie pathologique des paralysies succédant à la variole, nous ne possédons encore que les résultats de l'autopsie de deux paraplégiques chez lesquels

M. Westphal a constaté des lésions de la myélite disséminée. Nous avons rapporté ces observations de M. Westphal plus haut. Dans une étendue d'un centimètre, la substance grise de la région thoracique supérieure de la moelle présentait des foyers de ramollissement de la grosseur d'une forte tête d'épingle. De plus, dans tous les points de la substance blanche ou de la substance grise dont la couleur était modifiée, se voyait une accumulation énorme de granulations graisseuses. (*Berliner Klinische Wochenschrift*, 1872, n° 47.)

Westphal a publié, en 1873, cinq observations de paralysies consécutives à la variole et à la fièvre typhoïde. Il a étudié avec soin les troubles particuliers de la parole, qui, dans ces cas, seraient constants selon lui. La parole est remarquablement lente, dit-il, traînante, scandée, les syllabes sont émises par intervalles, et avec une difficulté manifeste. On ne constate point, comme dans la paralysie générale progressive, cette hésitation caractéristique dans l'articulation de certaines syllabes, non plus que la transposition ou l'adjonction bizarre de certaines lettres. Le tremblement et la contraction fibrillaire des muscles de la langue et de la face fait défaut pareillement.

La voix subit aussi une modification curieuse; elle devient monotone, sans modulation, conserve toujours la même tonalité, et offre un timbre nasonnant.

Dans 4 cas, Westphal a noté de l'ataxie des extrémités supérieures, avec ou sans affaiblissement musculaire. Les mouvements des doigts étaient ralentis, et avaient perdu leur précision dans tous les cas observés. Enfin, la tête présentait un tremblement notable qui disparaissait par le repos absolu, mais que les mouvements exagéraient.

La sensibilité a toujours été trouvée intacte. Dans la sphère des actes psychiques, on constate une grande irritabilité, avec affaiblissement considérable de la mémoire. Pas de troubles dans les organes des sens spéciaux.

Westphal rapproche ces symptômes de ceux que présente la sclérose en plaques, tout en faisant remarquer qu'il n'existe ni raideur des membres, ni contractures, ni paralysies, comme cela est la règle dans cette dernière lésion. Il ne croit pas à une lésion profonde des centres encéphalo-rachidiens, et il n'est pas éloigné d'attribuer ces symptômes à l'action directe du poison variolique ou typhique sur les éléments nerveux. Chez les sujets observés, il n'existait point de prédisposition héréditaire spéciale. La maladie avait évolué régulièrement, et n'avait point offert de gravité exceptionnelle, aucune complication de diphthérie ni de paralysie amyotrophique ne pouvait être invoquée. Le pronostic est assez grave, car la guérison de ces troubles nerveux est très-lente et exige des années. L'indication thérapeutique se réduit à un traitement tonique et corroborant (Westphal, Archiv. für Psychiatrie, 1873, Band, III, Heft 2).

Je rapporte ici un résumé des 5 observations de Westphal, qui, je dois l'avouer, ne me paraissent pas très-concluantes.

Obs. 63. — Emilie P..., 47 ans, femme d'un sommelier. Variole, 9 mai 1871. Dans la période prodromique de cette affection, troubles de l'intelligence. Embarras persistant de la parole, puis tremblement de la tête, ataxie des extrémités supérieures. Impossibilité de se tenir debout et de marcher. Lorsqu'on la soutient pendant la marche on constate les symptômes de l'ataxie dans les extrémités inférieures. Pas de vertiges, quand on ferme les yeux de la malade. Sensibilité intacte. Plus tard légère amélioration et modification dans la marche.

Obs. 64. — N..., fabricant de cigares, 28 ans, variole, juillet 1871. Au début de l'affection état comateux, puis embarras de la parole. Ataxie des extrémités supérieures et inférieures, plus tard, légère faiblesse dans les mouvements du bras gauche. Mouvements des doigts difficiles et lents, cessation des troubles ataxiques. Certaine raideur dans la marche. Troubles intellectuels. Diminution de la mémoire. Troubles de l'odorat. Déglutition difficile ?

Obs. 65. — H..., domestique, 24 ans, variole, mars 1871.
A la suite de l'affection, troubles de l'intelligence, embarras de la parole. Troubles douteux de la motilité dans les extrémités.

Obs. LXVI. — La femme R...,40 ans. Variole juin 1871.Délire,voix rauque; embarras de la parole. Ataxie des extrémités supérieures. Difficulté dans les mouvements des doigts surtout ceux de la main droite.

Obs. LXVII. — Smettana, mécanicien, 40 ans, fièvre typhoïde avril 1870, A la suite, ataxie des extrémités supérieures et inférieures. Mouvements involontaires rhythmiques de la tête.

Embarras de la parole. Difficulté de la déglutition. Tendance à la transpiration. Diminution dans les mouvements rapides des extrémités.

La malade se sert de ses mains avec lenteur et d'une façon maladroite. Incoordination des mouvements des bras dans les occupations prolongées.

La malade lance ses jambes en fauchant. Tremblement des jambes à la suite d'une station verticale prolongée ou dans le rapprochement des talons. Pas de vertiges lorsqu'on lui ferme les yeux. La sensiblité de la peau est intacte.

Obs. LXVIII. — Tremblement des mains et des jambes, consécutif à une fièvre typhoïde. (Hôp. de Bourbonne. Ann. 1855).

Fourrier Auguste, 1er régiment de ligne, 23 ans.

Constitution médiocre, malade depuis quinze mois. A l'entrée, 15 juillet, tremblement très-notable des deux mains et des jambes, quand les parties ne sont pas appuyées. La main droite surtout est agitée de mouvements oscillatoires tels qu'il porte difficilement les aliments et les boissons à la bouche. Marche un peu vacillante. Facultés intellectuelles intactes. La tête présente aussi de temps à autre un très-léger tremblement. C'est à Lyon après une fièvre typhoïde de trente jours qu'il constata ce tremblement.

50 bains, 45 douches, 100 verres, 6 séances d'électricité.

Guérison complète : l'électricité a produit des effets immédiats remarquables.

N'est-ce pas là une observation que l'on doive rapprocher de celles de Westphall. En effet, elle date de 1855, époque à laquelle la sclérose en plaques était à peu près inconnue. L'observateur prétend que le tremblement existait quand les membres n'étaient pas appuyés. N'aurait-il pas été plus précis de dire dans les mouvements volontaires, et l'observateur lui-même ne semble-t-il pas le montrer en disant que *la main droite était agitée de mouvements oscillatoires tels, qu'il porte difficilement les aliments et les boissons à la bouche. Marche un peu vacillante.*

Je trouve dans le *British medical Journal*, 1876, p. 675, rapporté par Edward. T. Wilson, un cas de sclérose en plaques disséminées qui, à mon avis, pourrait bien être regardé comme consécutif à une attaque de croup.

Obs. LXIX. — C'est celui d'une enfant qui à l'âge de quatre mois eut une attaque de croup très-sérieuse, pendant laquelle elle eut des convulsions et elle en garda un strabisme interne de l'œil gauche. A l'âge de douze mois elle eut encore des convulsions, elle en garda de la faiblesse dans les membres pendant longtemps.

Elle parut cependant avoir recouvré la santé pendant plusieurs années malgré un état d'excitation nerveuse très-prononcée qu'elle conserva. A l'âge de 7 ans environ elle fut prise de vertiges et de diplopie. Sa mère prétend qu'à cet époque elle paraissait malade, mais qu'elle n'avait pas de trouble apparent des yeux ni de faiblesse dans les membres. Peu de jours après, on remarqua chez elle du strabisme interne de l'œil gauche. Son œil se remit cependant au bout de quelque temps, mais bientôt apparut un tremblement dans les membres inférieurs sur lesquels l'enfant perdit tout contrôle.

Enfin, petit à petit, dit M. Edward T. Wilson, apparurent tous les symptômes de la maladie décrite par M. le professeur Charcot sous le nom de sclérose en plaques disséminées.

Obs. LXX. — Sclérose de la moelle épinière et de la moelle allongée, constatée à l'autopsie dans un cas de trouble de la parole et de la coordination des membres inférieurs et supérieurs à la suite d'une fièvre typhoïde.

Sujet de 44 ans. Avait eu en 1864 une fièvre typhoïde, à la suite de laquelle il avait conservé un trouble notable de la parole et de la faiblesse dans les membres avec incoordination et tremblement.

Succombe avec œdème de la glotte, à la suite de phthisie pulmonaire et laryngée.

Autopsie. La moelle épinière présentait sur des coupes fraîches dans la substance blanche des foyers grisâtres. Cette teinte était plus accentuée dans la partie inférieure de la moelle. On traite la préparation par le bichromate de potasse. La teinte sus dite se traduit par une coloration jaune qui tranche un peu sur les parties brunes avoisinantes. Elle s'étend aux cordons latéraux surtout dans leur partie la plus reculée; aux cordons antérieurs dans leur partie interne.

Sur des coupes plus fines colorées au carmin, avec l'alcool absolu, l'essence de térébenthine, etc., les parties grises paraissent plus fortement colorées que la substance avoisinante.

Ces foyers sont plus abondants dans la moelle allongée.

Causes de cet aspect? Augmentation du tissu conjonctif interstitiel. Dans les faisceaux de tissu conjonctif on aperçoit des vaisseaux volumineux. Dans certains points, les fibres nerveuses paraissent intactes. Dans d'autres elles ont disparu. Dans la région lombaire, où les altérations sont à leur plus haut degré, les faisceaux conjonctifs interrompent complètement la continuité des fibres nerveuses.

Obs. LXXI. — **Sclérose en plaques disséminées, consécutive à une attaque de choléra et à une fièvre typhoïde, par M. Joffroy.**

N... (Julie) est entrée à la Salpêtrière le 7 octobre 1858, âgée de 38 ans.

En 1858 elle fut atteinte du choléra, et à la suite de cette maladie elle conserva dans les jambes une faiblesse qui ne disparut jamais. Quelques mois après elle eut une fièvre typhoïde. A partir de ce moment, la faiblesse des jambes fait des progrès d'une façon lente, mais continue, à tel point que bientôt elle est obligée de se servir d'une canne.

La malade raconte qu'elle n'avait pas alors de tremblement continuel, mais que, parfois, lorsqu'elle voulait saisir un objet, il lui arrivait d'avoir dans les membres supérieurs un tremblement passager, qui disparaissait dès qu'elle cessait d'agir. C'est vers cette époque (N... avait environ 30 ans, qu'elle eut, à peu d'intervalle, deux attaques caractérisées par une faiblesse bien plus grande des membres inférieurs, par une augmentation considérable du tremblement des membres supérieurs et par un embarras très-notable de la parole. Ces deux « faiblesses » ne se sont accompagnées, dit la malade, ni de perte de connaissance, ni d'étourdissement. Mais elle fut obligée, après chacune de ces attaques, de garder le lit un jour ou deux.

Vers l'âge de 32 ans, la malade se fit mettre, d'après les conseils d'un médecin, deux cautères à la région lombaire. C'est à ce moment qu'apparurent des douleurs en ceinture, dont elle ne peut préciser la durée. Elles auraient persisté jusqu'à la suppression des cautères.

La faiblesse dans les jambes faisant toujours des progrès, elle se fit électriser. Elle se rendait pour cela chez un médecin, mais pour y aller il lui fallait l'aide d'une personne.

Pendant les quatre dernières années qu'elle passa chez elle, sans sortir, elle fut obligée d'avoir une femme pour la servir.

Le tremblement dans les membres supérieurs l'empêchait de se livrer aux soins de son ménage. Elle ne pouvait toucher à la vaisselle, non pas qu'elle cassât beaucoup, mais elle renversait, à cause de son tremblement, les liquides contenus dans un verre, dans une tasse.

A l'état de repos, elle n'avait aucun tremblement. L'examen des yeux, maintes fois répété dans ces conditions, n'a jamais permis de voir se produire du nystagmus. Si on lui faisait tirer la langue, on n'observait pas de tremblement.

Aucun trouble de la mémoire ni de l'intelligence.

Le 4 janvier, à la suite de contrariétés, elle eut une attaque apoplectiforme.

Elle tomba dans une sorte de coma.

Le lendemain elle était revenue à son état ordinaire.

Vers la fin de la maladie, on note une rigidité des membres, et surtout des membres inférieurs très-notable.

La mort arriva le 29 juillet.

A l'autopsie, on trouva les lésions ordinaires de la sclérose en plaques disséminées. (Pour l'observation complète, voir les mémoires de la Société de biologie, 31 juillet et 6 novembre 1869, p. 145.)

Obs. LXXII. — Sclérose en plaques disséminées, survenue après des vomissements bilieux abondants, par Liouville.

L'observation suivante ne sera peut-être pas très-caractéristique, cependant j'ai voulu noter un cas de sclérose en plaques survenant après un état gastrique très-marqué, que l'on pourrait peut-être regarder comme une maladie aiguë. Je ne veux cependant pas trop m'appuyer sur ce cas peu concluant, et je ne ferai que rapporter en peu de mots les principales circonstances du début de la maladie.

Louise J..., âgée de 25 ans, casquettière, née à Blaise (Indre), entrée le 21 avril 1867, à la Pitié, salle Sainte-Eugénie, n° 22, service de M. le Dr Bernutz.

La santé de la femme de notre observation a toujours été bonne jusqu'à l'époque de la maladie actuelle.

C'est le 6 avril 1866, au dire de la malade, que l'affection se serait déclarée par des vomissements de matières bilieuses, qui se prolongèrent pendant dix à quinze jours. Puis peu de temps après, les quatre membres commencèrent à trembler.

Plus tard ce tremblement se caractérise, il n'existe que dans les mouvements volontaires. Nystagmus. Tremblement de la parole. Un peu de perte de la mémoire.

Hyperesthésie des membres inférieurs, difficulté dans la mastication et la déglutition.

Mort le 28 mai 1859.

A l'autopsie, lésions de la sclérose en plaques. (Voir l'observation *in extenso* dans les mémoires de la Société de biologie, 1869, p. 107.)

Obs. LXXIII. — Sclérose en plaques avec symptômes oculaires, consécutive à une fièvre typhoïde.

Le cas suivant nous a paru digne d'intérêt quoique l'affection de la moelle n'ait pas suivi de près la maladie aiguë. Mais l'auteur de l'observation lui-même, M. Magnan, croit trouver un rapprochement à faire entre la sclérose en plaques, dont les symptômes ne furent manifestes que plusieurs années après la fièvre typhoïde et une sclérose papillaire qui, elle, survint immédiatement après cette maladie aiguë. Nous ne dirons que quelques mots du cas de M. Magnan, renvoyant pour plus de renseignements à l'observation publiée *in extenso* dans les mémoires de la Société de Biologie, p. 273, 1869.

S... (Marie), âgé de 34 ans, est entrée au bureau d'examen (Sainte-Anne) le 6 juillet 1869. A 13 ans, Marie est atteinte d'une fièvre typhoïde et garde le lit six semaines. Pendant la convalescence, la vue s'affaiblit et très-rapidement survient une cécité complète.

La santé générale est bonne, l'intelligence est assez nette jusqu'au commencement de 1867 ; à cette époque, on s'aperçoit d'un tremblement des bras et des mains apparent dès que la malade cherche à faire un mouvement d'une certaine précision. Ce tremblement a augmenté beaucoup. Nystagmus. Petites secousses de la tête et du tronc pendant les mouvements.

Intelligence affaiblie.

La vue est complètement abolie ; l'examen par l'ophthalmoscope fait voir à droite une papille ovale, d'un blanc nacré, avec des vaisseaux très-grèles; à gauche, la papille est blanche, le contour net, les vaisseaux artériels et veineux sont d'une notable ténuité.

L'existence de la sclérose sur les nerfs optiques plusieurs années avant l'apparition de la sclérose en plaques cérébro-spinale, nous paraît, en dehors même de l'altération probable du trijumeau, donner à cette observation un intérêt particulier.

Obs. LXXIV. — Sclérose en plaques, consécutive à une variole. (Observation citée dans la th. de M. Bailly, sans diagnostic bien établi, p. 106.)

Chaumette (Augustine), 24 ans, lingère, entre le 30 juillet 1871 à la salle St-Antoine, n° 18, Hôtel-Dieu, service de M. le professeur Béhier. Cette femme fait remonter à huit mois la maladie qui l'amène à l'hôpital. Auparavant santé parfaite. Autrefois nerveuse, très-impressionnable au moment des orages. Réglée à 17 ans l'établissement de la menstruation se fit difficilement; pendant quelques mois étourdissements et fort maux de tête. Depuis, la fonction s'accomplit régulièrement. Mariée à 21 ans, premier enfant dix mois après et un deuxième il y a quinze mois, couches normales, a nourri ses enfants lesquels se portent bien. En octobre et septembre 1870 grandes fatigues et fortes émotions, a dû soigner jour et nuit son premier enfant atteint de scarlatine, puis son mari pour la même affection ; or, à ce moment elle alaitait, son second enfant toutefois elle avait conservé un état de santé relativement assez bon : amaigrissement, mais fonctions digestives intactes. La malade insiste sur un changement particulier qu'elle vit se produire dans son caractère : elle devint, dit-elle, très-facilement irritable et la moindre contrariété lui occasionnait des colères et un tremblement marqué surtout dans les membres supérieurs. C'est dans de pareilles conditions qu'au mois de novembre dernier elle fut atteinte de la variole qui régnait épidémiquement à Tours, ville qu'elle habitait alors.

Elle perdit connaissance pendant huit à dix jours; on lui mit la camisole de force. L'éruption fut de moyenne intensité. Après dix jours la fièvre disparut, la malade reprit connaissance, mais elle se trouvait dans un état de faiblesse extrême, n'avait la force de faire aucun mouvement ni de retenir la salive, elle bavait continuellement. Quant elle parlait, personne ne la comprenait; il lui semblait que sa langue l'embarrassait dans sa bouche, qu'elle ne pouvait la faire tourner comme d'habitude. Il lui semblait de plus que son esprit était comme ses forces très-affaibli.

Il lui arriva plusieurs fois de demander un crayon pour écrire ce qu'elle voulait dire; mais il lui était impossible d'écrire, elle tremblait, tenait difficilement le crayon et le posait à une distance assez grande du lieu où elle devait tracer les mots. « Je tremblais à ce moment comme un vieillard tremble, dit-elle, je tremblais ainsi des bras, des mains et des épaules. » Elle ne pouvait atteindre avec le doigt un objet qu'elle cherchait, mais touchait pendant longtemps les points avoisinants. Au bout de six semaines, les forces revinrent un peu, et la parole put être comprise, mais elle était traînante et saccadée; toutefois, deux mois encore après la maladie, la malade ne pouvait presque pas parler; sa langue ne manœuvrait que très-péniblement, mais il n'y avait aucune difficulté pour trouver les mots. Intelligence et mémoire intactes. Les autres fonctions avaient repris leur intégrité normale; l'appétit était excellent, les forces revenaient; aucune douleur, aucun fourmillement, fonction menstruelle rétablie au douzième jour de la maladie.

Après un laps de quatre mois, la malade essaya pour la première fois de marcher; deux personnes la soutenaient; mais elle marchait très-irrégulièrement avec une ataxie des plus marquées; elle jetait ses pieds, dit-elle, à droite et à gauche, et la plante frappait le sol. A cette époque, elle alla à la campagne et y resta jusqu'au jour de son entrée à l'hôpital. C'est vers ce moment qu'elle éprouva pendant cinq ou six jours un phénomène très-important dans l'espèce : elle eut, dit-elle, des fourmillements, des picotements dans la jambe et surtout à la plante des pieds. Ils cessèrent aussitôt qu'elle reprit l'exercice de la marche qu'elle avait dû interrompre pendant ces cinq ou six jours à cause de la présence des Prussiens dans le pays. Elle n'a fait aucun traitement, elle a pris deux bains sulfureux seulement.

A la campagne, amélioration assez notable. Parole moins traînante, moins embarrassée, plus distincte ; mouvements des bras et des mains moins ataxiques, elle parvint à marcher seule en s'appuyant le long des murs ; ne put jamais marcher sans soutien. Il faut aussi remarquer que la sensibilité des pieds a toujours semblé intacte, la malade a toujours très-bien apprécié, sans les voir, la qualité des objets qu'elle foulait sous les pieds; elle pouvait, de plus, marcher les yeux fermés. Aucune diminution, aucun changement dans ses appétits génésiques qui étaient, dit-elle, peu développés avant la maladie.

Entrée le 30 juillet 1871. Etat actuel : constitution assez frêle ; teint pâle. Répond avec beaucoup de précision, possède toute la plénitude de son intelligence et de sa mémoire. Est moins impressionnable que dans les cinq premiers mois qui suivirent la maladie. Vue, goût, ouïe, odorat intacts. Légères altérations du sens, du toucher ; elle a la notion du contact du doigt, mais elle n'a pas une conscience exacte du point touché, et se trompe de quelques centimètres en voulant le désigner. Au-dessous d'un intervalle de 6 centimètres, entre deux points de contact, elle n'en accuse qu'un seul. Sensation des températures assez bien conservée. Sensation de la forme et de la consistance des objets presque saine à la plante, elle n'y est que lente. Ni douleurs, ni fourmillements, ni picotements. Aucun point douloureux le long du rachis. Ce qui domine surtout, lorsqu'on l'interroge, c'est la modification qu'a subi l'articulation du langage. Il lui semble qu'elle ne peut dégager facilement la langue. La parole est saccadée. Beaucoup de mots sont mal prononcés, surtout lorsqu'elle parle vite. En parlant lentement, elle prononce beaucoup mieux et même à peu près bien. Elle ne peut arriver à prononcer les *h*. Elle doit aussi faire grande attention pour prononcer les *j*. La parole est bientôt coupée par de fortes npirations qui se succèdent plus ou moins vite. Sa façon d'articuler la fait ressembler aux étrangers, aux Anglais surtout, qui ont peu l'habitude de notre langue et font effort pour la prononcer. Quand on lui dit de porter le bout de l'index sur le bout du nez, elle y réussit presque sans dévier si elle procède avec lenteur; autrement sa main décrit un trajet tortueux et n'arrive au point cherché qu'après des tâtonnements.

Marche diffiaile, se fait à petits pas; le pied frappe la terre sans mesure et comme convulsivement, le talon frappe d'abord, et la plante le suit rapidement.

Menstruation normale, appétit excellent, digestions parfaites, miction régulière, pouls lent, régulier, rien au cœur.

La respiration présente un phénomène assez particulier ; l'inspiration semble convulsive, elle est vive et rapide. Toutes les vésicules semblent se dilater d'un seul coup. Je ne puis mieux comparer ce phénomène qu'aux inspirations convulsives qui se font chez les enfants à la suite de pleurs prolongés.

De temps en temps, la malade rit ou pleure sans motifs.

On commence un traitement par le nitrate d'argent. Pendant quelques jours une pilule de 1 centigramme, puis deux pilules par jour.

Il semble que l'on ait vu, en cette affection, une sclérose des cordons postérieurs. Il me paraît plus juste d'y voir une sclérose en plaques, avec prédominance des lésions dans les cordons postérieurs.

Pour ce diagnostic, en effet, nous avons un tremblement dans les mouvements volontaires, un tremblement de la parole, etc. Quant aux troubles ataxiques, on a de nombreuses observations de sclérose en plaques avec ataxie, ce qui tient simplement à un certain degré de localisation dans les cordons postérieurs.

Quant à l'origine de cette sclérose, on ne saurait évidemment refuser de la rattacher à la variole : cette dernière fut certainement la cause déterminante que son influence ait été favorisée par l'état nerveux antérieur du sujet; la chose n'est point impossible.

On conçoit que, sur un pareil terrain, les profondes perturbations vaso-motrices produites par l'infection variolique dans le cordon spinal aient pu aboutir à un travail inflammatoire chronique.

Il s'agit, en effet, ici plus que d'une simple hyperémie soit des méninges, soit de la moelle elle-même comme dans les cas de paralysie ascendante aiguë; mais il y a autre chose que dans les cas de M. Westphal cités plus haut. Il doit y avoir un travail inflammatoire chronique, et non plus des points de ramollissement. Indiquer le processus morbide est au-dessus de notre pouvoir, mais nous considérons cette observation comme bien propre à montrer le type chronique des paralysies consécutives aux affections aiguës, tout à fait analogue sinon identique au type classique des maladies du système nerveux.

On a rapporté de nombreux cas de folie consécutive aux maladies aiguës. Comme cette affection ne rentre qu'indirectement dans mon sujet, et que je m'avoue tout à fait hors d'état de la juger, je me contente de reproduire ici quelques titres d'observations que j'ai rencontrées dans mes recherches bibliographiques.

On trouve, dans les Archives générales de médecine, septembre 1873, p. 257, une série d'observations de M. le Dr J. Christian.

Obs. LXXIV. — Fièvre typhoïde chez un enfant de 5 ans. Manie aiguë. Guérison.

Obs. LXXV. — Fièvre typhoïde de moyenne intensité. Hérédité, contrariété. Manie aiguë. Guérison.

Obs. LXXVII. — Fièvre typhoïde. Saignées. Délire ambitieux. Amélioration.

Obs. LXXVIII. — Erysipèle de la face. Délire lypémaniaque. Stupeur. Guérison.

Obs. LXXIX. — Pneumonie 10 jours après les couches. Prédisposition héréditaire. Manie aiguë. Guérison.

Obs. LXXX. — Rhumatisme articulaire aigu. Manie consécutive. Mort.

La folie a été encore observée à la suite des fièvres éruptives : variole, rougeole, scarlatine (Thore, Ann. méd. psychol., janv. 1849-1850 ; avril 1856). Mugnier (thèse), Chéron (thèse) ; Scholz (Archiv. f. Psych. u. nerv. Krank., III Bd. 3 Hft., 1872) ; à la suite du choléra (Rayer, Gazette méd., 1832, p. 216) ; Delasiauve (Ann. méd. psychol., juillet 1849) ; Morel (Traité des maladies mentales) ; Chéron (thèse). A la suite des fièvres intermittentes, Baillarger (Ann. méd. psychol., t. II, 1843), Sébastian, Berthier, Griesinger, Calmette; et même à la suite d'affections aussi légères que l'angine tonsillaire : Thore (Ann. 1850); Chéron (thèse).

Voici encore un certain nombre d'observations de divers auteurs, dont je me bornerai à citer les titres.

Obs. LXXXI. — (Gubler). Fièvre typhoïde. Obtusion intellectuelle et affaiblissement musculaire consécutifs.

Obs. LXXXII. — Fièvre typhoïde. Signes de paralysie générale (Max Simon, *Journal des conn. méd. chirurg.* 1844).

Obs. LXXXIII. — Variole grave chez un sujet débilité. Ataxie générale du mouvement et obtusion intellectuelle consécutives. Guérison. (Foville, *Ann. méd. psychol.*, janv. 1873.)

Obs. LXXXIV. — Rougeole chez un enfant de 8 ans. Troubles choréiques, affaiblissement de l'intelligence. (Schepers, Berlin, Klin. Wochenschrift, 21 oct. 1872.)

Obs. LXXXV. Choléra. Contractures. Accès subit de délire suicide. (Mesnet, *Ann. méd. psychol*, 1866, I, p. 327.)

Obs LXXXVI. — Choléra. Délire ambitieux. Ataxie des mouvements. Guérison. (Delasiauve, *Ann. méd. psychol.*, juillet 1849.)

Obs. LXXXVII. — Pneumonie. Hémiplégie. Agitation maniaque. Stupeur. Guérison. (Griesinger, maladies mentales, p. 223.)

Obs. LXXXVIII. — Rhumatisme articulaire. Mélancolie. Abolition de la contractilité musculaire. Guérison. (Giraud, Schsmidt's Jahrbücher, 1863, p. 166.)

Obs. LXXXIX. — Rhumatisme. Chorée. Délire. (Burrow's *on Desorders of cerebral circulation*, p. 196.)

CONCLUSIONS.

1° Toutes les maladies aiguës peuvent donner lieu à des paralysies locales et générales, tantôt par leur évolution, tantôt après la cessation complète de leurs phénomènes.

2° Ces paralysies n'affectent pas un type particulier; mais elles peuvent présenter toutes les formes connues.

3° De ces paralysies, les unes disparaissent toutes seules, d'autres après un traitement quelquefois assez long; quelques-unes sont définitives; un grand nombre sont rapidement mortelles.

4° Sous le rapport des lésions que l'on peut trouver à l'autopsie, les paralysies sont aussi très-diverses. Dans les unes, il y a des lésions évidentes; dans d'autres, on n'a rien découvert. Probablement, dans ces dernières, l'examen fut insuffisant. Les lésions peuvent exister dans les centres nerveux, ou être purement périphériques.

INDEX BIBLIOGRAPHIQUE

AUBRUN et PLOUVIEZ. Union médicale. 3 août 1861.

AVICENNŒ. Opera, venetiis apud juntas. 1562, l. III, fen. 2, c. 2 et 3.

BAILLARGER. In Ann. med. psych. 1843, t. II.

BAILLY. Thèse de Paris 1872.

BARASCUT. Gaz. des Hôp. 1860.

BAUDIN. Des complications de la rougeole chez les enfants. Thèse, Paris 1835.

BEAU. Mémoire sur une affection cérébrale. Arch. gén. de médecine 1852.

BERGERON. De la paralysie consécutive à la rougeole. In Gaz. des Hôpitaux 1868.

BŒRWINKEL. Schmidt's Jahrbücher der in und auslœndischen gesammten auslœn medizin. 139. 1868, p. 288-436.

BLANCKAERT. De la rougeole chez les enfants et de ses complications. Thèse de Paris 1868.

BOUCHER (de Sancergues). Gaz. des Hôp., 14 mars 1863, p. 123.

BOUCHUT. Etat nerveux. 1859.

BOUILLON-LAGRANGE. Gaz. hebd. 1859.

BOUTIN (Henri). Thèse, Paris 1859.

BOUTIN. Union médicale 1865, v. 28, p. 93.

BROWN-SÉQUARD. Leçons sur le diagnostic et le traitement des principales formes de paralysie des membres inférieurs, etc. Paris, Victor Masson, 1865.

BUHL. Einiges über diphtherie (Zeitschr. für Biologie, 1867, Band III).

BURROW'S. On desorders of cerebral circulation, p. 196.

CHABRIER. Des accidents graves qui surviennent dans le cours de la rougeole et de la scarlatine. Metz 1860.

CHALVET. Gaz. des Hôp. 1871.

CHARCOT et VULPIAN. Gaz. hebdom. 1862.

CHERON. Thèse de Paris.

CHRISTIAN. Folie consécutive aux maladies aiguës. Arch. de méd. 1873, p. 256.

COLIN. Quelques réflexions sur la paralysie dite diphthérique (Mémoires de médecine militaire 1860).

COLLINY. Arch. de méd. 1836.

CONTOUR. Du choléra épidémique, p. 40. 1849. Paris.

DAMASCHINO. Gaz. méd. 11 nov. 1871.

DEBOUT. Bulletin de thérap. 32, p. 446.
DELASIAUVE. Ann. méd. psych. Juillet 1849.
DELIOUX DE SAVIGNAC. Un. méd. 1867, v. 3, p. 200.
DIEULAFOY. Thèse de Paris 1869.
DUCHENNE DE BOULOGNE. De l'électrisation localisée. 1872, p. 889, p. 897. — Arch. de méd. 1859, t. 2, p. 399.
DUOURD. Bull. de thérap. 32, p. 391.
EADE. The Lancet. 16 juillet 1859.
EBSTEIN. Deutches Arch. t. X, p. 597.
EMPIS. Bulletin de la Société médicale des hôpitaux, 14 novembre 1860.
ERDINGER. Union médicale. 1867, v. 3, p. 204.
EVRARD. Des complications de la rougeole. Gaz. des Hôp. 1869, n° 110.
PH. C. FABRICIUS. De paralysi bracchii unius et pedis alterius dysentericis familiari.
FAUCHER. Union médicale 1867.
FAURE. Un. méd. 3 février 1857.
FERNET (Ch.). Article Convalescence du Nouveau dictionnaire de méd. et de chir. prat.
FOLLIN. Pathologie externe, t. IV, p. 457.
FORESTUS. L. X. Obs. 95.
FOVILLE. Ann. méd. psych. Janvier 1873.
FRERICHS. Haeser's. Archiv. Band. X.
GALEZOWSKI. Traité des maladies des yeux. 2e partie 1872, p. 730.
GARNIER. Thèse de Paris 1860 et Union médicale 25 février 1852.
GOMES DO VALLE. In Escholiaste medico, nos 122 et 138.
GRAVES. Clinical medicine. — Trad. Jaccoud 1863, t. I.
GREENHOW. Edimburgh médical journal 1863.
GRIESINGER. Maladies mentales, p. 223.
GRUNER. Semeiotice Halæ 1775.
GUBLER. Des paralysies aiguës, etc. Arch. de méd., 1859, 1860. — Paralysies amyotrophiques consécutives aux maladies aiguës. Gazette médicale 1861.
GYOUX (PH.). Gaz. hebd. 1870.
HARTWIG. Diss. inaug. Halle 1874, Centralbl. f. chirurg. 1874, n° 25.
HAYEM. Gaz. méd. 1866, p. 698.
HERVIEUX. Bull. de la Soc. méd. 14 nov. 1860.
IMBERT-GOURBEYRE. Recherches historiques sur les paralysies consécutives aux maladies aiguës. Gaz. méd. de Paris 1863.
JACCOUD. Des paraplégies et de l'ataxie du mouvement clinique. Clinique médicale.
JACQUOT. Du typhus de l'armée d'Orient. Paris 1858.
JAFFÉ MAX. Schmidt's Jahrbücher, etc., 140, 1868, p. 215.
JOFFROY. Mém. de la Soc. de Biol. 31 juillet et 6 nov. 1869, p. 145.

JOUSSET (de Belleyme). Gaz. des Hôp. 28 janvier 1860.
KENNEDY. Arch. de méd. 1850.
LANDRY. Paralysie ascendante aiguë. Gaz. hebd. 1859.
LARIVIÈRE (de Cambrai). Gaz. des Hôp. 1869, p. 435.
LAVERAN. Arch. de méd. Juillet 1871.
LEFOL. Des complications de la rougeole. Thèse de Paris 1841.
LEPECQ DE LA CLÔTURE. Collec. d'observ. sur les mal. et const. épidém. 1re partie, p. 532. 1778.
LÉPINE. Thèse de Paris 1870.
DE LESPINOIS. Un. med. 1867, v. 3, p. 204.
LEUDET. Remarques sur les paralysies essentielles consécutives à la fièvre typhoïde. Gaz. méd. 1861.
LIOUVILLE (H.) Bulletin de la Société anatomique, années 1869-1870.
LITTRÉ. Gaz. méd. 1861, p. 353.
LORAIN et LÉPINE. Article. Diphthérie du nouv. Dict. de méd., etc.
LOYAUTÉ. Thèse de Montpellier 1836.
MACARIO. Bull. général de Thérap. 1850, p. 543.
MAGENDIE. Leçons sur le choléra. Paris 1832.
MAGNAN. Mém. de la Soc. de biol. 1869, p. 273.
MAGNIER. Des accidents graves qui surviennent dans le cours des affections rubéoliques et scarlatineuses. Metz 1860.
MAINGAULT. Thèse de Paris 1854. De la paralysie diphthéritique, etc. — Actes de la Société médicale des hôp. 5e fascicule, 1861, p. III.
MARQUEZ (de Colmar). Gaz. de Strasbourg, 22 oct. 1860.
MAYER (A.). Union médicale 1860.
MESNET. Ann. méd. psychol. 1866, I, p. 327.
MOREL. Traité des maladies mentales.
MORISSEAU. Un. méd., 23 octobre 1851.
MOYNIER. Gaz. des hôp, 1859
OERTEL. Travail sur la diphthérite.
OLLIVIER D'ANGERS. Traité des maladies de la moelle épinière, t. II.
OPPOLZER. Gaz. hebdom., 1865.
PALEY. Thèse de Paris, 1858.
PATERSON. Medical Times and Gazette dec. 1866.
PELLEGRINO LEVI. Arch. de méd., février, 1865.
PERATÉ. Thèse de Paris, 1858.
PERY. Thèse de Paris, 1859.
PERRIER. Rougeole épidémique. Son importance, ses complications. Imp. Leroy. Calais, 1848.
PHILIPPEAUX. Bull. thérap. 1867-1872, p. 220.
PIROTTE. Arch. médicales belges, oct. 1864.
PISO (NIC). De morbis cognoscendis et curandis. Lugd. Batav. 1736, t. I, p. 112.

PROUST. Soc. anat., janvier 1860.
RANQUE. Thèse de Paris, 1859,
RATHERY. Thèse de Paris, 1875.
RAYER. Gaz. méd., 1832, p. 216.
REVILLOUT. Thèse de Paris, 1859.
RILLIET. Gaz méd., 1851. Des paralysies essentielles chez les enfants.
ROBERT. Thèse de Paris, 1862.
ROGER (H.). Arch. de méd., janvier, 1862. Recherches cliniques, etc.
RUFZ. Notes sur les principales complications de la rougeole (Journal des Connaissances médico-chirurgicales, p. 318, 1836).
SCHEPERS, Berlin-Klin. Wochenschrift, 21 oct. 1872.
SCHMIDT's. Jahrbücher, 1863, p. 166.
SCHOLZ. Arch. für Psych. u. nerv. Krank. — III bd, 3 heft, 1872.
SCOUTTETEN. Traitement préservatif des accidents qui peuvent survenir à la suite de la rougeole et de la scarlatine. (Metz, 1859, In Gaz. hebdom., 1859).
SÉE (G.). Paralysies consécutives, etc. (Bull. de la Soc. méd. des hôp., octobre 1860. — Recherches sur les paralysies dites essentielles (Bull. de la Soc. méd. des hôp., janvier. 1861).
Smith (Walter). In medical Press and circular. Février, 1867).
SURMAY. Arch. de méd., 5, 1865, p. 678. Quelques cas de paralysie, etc,
TAVIGNOT. Revue de thérap. méd. chir., 1865.
THORE. Ann. medico-psychol., 1850.
THOMASELLI. Gaz hebd., 1861, p. 102.
TROUSSEAU. Gaz des hôp., janvier, 1860. — Union médicale, 7 oct. 1851. — Gaz. des hôp., 30 juillet 1855.
TURC. Beobachtungen über das Leitungsvermögen des menschliéhen Ruckenmarkes; Sitzungsberichte der Kais Akad. d. wissensch, t. XVI, 1855, p. 329.
VALENTINER. Deutsche Klinik, n° 13, 1863.
VIRCHOW's Handbuch der path., v. IV, p. 638, 1855.
VULPIAN. Arch. de physiologie, 1873, p. 92.
WEBER (H.). Virchow's Archiv. für patholog. anatomie. Die nervenstœorungen und Lœhmungen, etc., t. XXV, p. 114, 1862, et t. XXVIII, p. 489, 1863.
WESTPHAL. Berliner Klinische wochenschrift, 1872, n° 47. — Arch. de physiologie, t. V, 1873.
WILSON EDWARD. British medical Journal, 1876, p. 675.
ZARIZIANOS. Etude sur les phénomènes spinaux dans les fièvres éruptives Thèse de Paris, 1866.
ZENKER. Arch. gén., 1865, traduction de Fritz. — Zeitschrift für rat. mediz., B. XXIV, Heft. 2 et 3.
ZIMMERMAN. Traité de la dysentérie, ch. II.

Paris. A. P[illegible], imprimeur de la Faculté de Médecine, rue M^r-le-Prince, 31.

www.ingramcontent.com/pod-product-compliance
Ingram Content Group UK Ltd.
Pitfield, Milton Keynes, MK11 3LW, UK
UKHW020935180726
13838UKWH00002B/967

9 782329 122120